SHODENSHA
SHINSHO

120歳まで生きたいので、最先端医療を取材してみた

堀江貴文／著
予防医療普及協会／監修

祥伝社新書

はじめに

僕は１２０歳まで生きたいし、生きられると思っている。

現在、日本人の平均寿命は女性が87・32歳、男性が81・25歳だが（厚生労働省「２０１８年簡易生命表」）、いずれ１００歳に迫るのではないかといわれている。これまでのところ、最長寿者はフランスのジャンヌ・カルマンさんの１２２歳（１８７５〜１９９７年）。しかし、これらは再生医療がなかった、あるいは未発達だった時代のことだ。

ｉＰＳ細胞（36ページ）の登場によって、再生医療は大きな変化を遂《と》げた。２００６年、京都大学再生医科学研究所の山中伸弥《やまなかしんや》教授（現・京都大学ｉＰＳ細胞研究所所長）がその開発に成功し、２０１２年にノーベル生理学・医学賞を受賞したことはご存じだろう。

再生医療に限らず、医療の世界は21世紀に入ってから、特に２０１０年以降、文字どおり日進月歩で進化し続けている。これまで想像もできなかったような治療法、薬剤、医療機器、検査方法などが出現している。

僕は医療を含め最新の科学技術に興味があり、第一人者を訪ねて話を聞いてきた。その内容は、オウンドメディアの「ホリエモンWITH」やメールマガジンで紹介している。

2015年5月、国立国際医療研究センター国府台《こうのだい》病院の上村直実《うえむらなおみ》院長（現・名誉院長）に取材した時のこと、「日本人の胃がんの99％はピロリ菌が原因であり、ピロリ菌を除菌すれば胃がんを劇的に減らせるにもかかわらず、ピロリ菌検査・除菌を行なう人がとても少ない」ことを知った。

日本人の胃がんの発症率は欧米諸国の5倍以上！「防げる死」が放置されているのだ。助かる病気で死ぬなんてバカらしい。情報を広く知らせるべきだと痛感した。

同年10月、僕は予防医療普及委員会を仲間とともに立ち上げる。その目的は、予防医療に関する最新知見や情報を収集し、発信すること。これは2016年に一般社団法人予防医療普及協会となり、現在に至っている。

本書は、僕自身が日本の最先端医療の現場を取材し、まとめたものだ。そこで見たのは、医療および医療技術の格段の進歩だ。120歳まで生きられる可能性が急速に高まったことを肌で感じた。ただし、紹介する情報はあくまで2020年2月時点での情報であることをご理解いただきたい。

医療情報というと、とっつきにくいイメージがあるし（そのあたりも僕は変えていきたいと思っている）、健康な人には関係がないと敬遠されがちだ。しかし、本書は目次を見ていただければわかるが、「えっこれが医療なの？」と思うようなユニークなものも多く取り上げている。読んでいるだけで楽しくなると思う。

自らの身を守るための最新情報を手に入れて、防げる死を防ぐ――。僕と一緒に120歳まで生きてみませんか。

2020年2月

堀江貴文

目次

第2章 人間は若くなる

第3章 人間は賢《かしこ》くなる

第5章　病気になる前に治す

※本書は、「ホリエモンWITH(http://horiemon.com/talk)」掲載記事に最新情報を加筆・修正のうえ、1冊にまとめたものです。

予防医療普及協会とは……2016年3月、経営者、医師、クリエイター、社会起業家などの有志を中心として発足。予防医療に関する正しい知見を集め、啓発や病気予防のためのアクションをさまざまな企業や団体と連携し、推進している。これまでに胃がんの主な原因である「ピロリ菌」の検査・除菌啓発を目的とした“「ピ」プロジェクト”、大腸がん予防のための検査の重要性を伝える“「プ」プロジェクト”、子宮頸がん検査、HPVワクチンに関する正しい情報の発信、啓発を目的とした“「パ」プロジェクト”を実施。予防医療オンラインサロン「YOBO-LABO」はオープンから1年半で会員数270名を突破。現在、「パ」、「ピ」、「プ」プロジェクトに引き続き、歯周病予防の「ペ」プロジェクト、糖尿病予防の「ポ」プロジェクトが進行中。各診療科の専門医、歯科医などが集い、それぞれの専門領域を超え、活動をサポートしている。

一般社団法人 予防医療普及協会　http://yobolife.jp

編集協力
SNS media&consulting
一般社団法人 予防医療普及協会
戸井 薫

写真提供 ※数字は掲載ページ
HIROTSUバイオサイエンス(13)
井ノ口 馨(103)
ゲノム創薬研究所(123)
柚木大介(149)
カーディオ・フロー・デザイン(173)

図表作成
篠 宏行

本文デザイン
盛川和洋

第1章

がんで死ぬ人は少なくなる

◉線虫でがんを検知する

尿1滴でわかる

僕が、線虫の嗅覚を利用したがん検査システム「N-NOSE」を知ったのは、2017年。すぐに、これは革命を起こす検査技術だと直感した。すなわち、早期発見・早期治療が広がり、がんで死亡する人が少なくなるだろう。その実用化は2020年1月に達成された。

N-NOSEの「N」は線虫（Nematode）、「NOSE」は鼻を表わすから、N-NOSEとは「線虫の鼻」という意味だ。

使われる線虫は体長わずか1㎜、土壌中に生息する微小生物で、「C・エレガンス」と呼ばれている。この名前は、線虫がくねくねと動く様子がなんともエレガント（優

がん患者の尿を検知する線虫

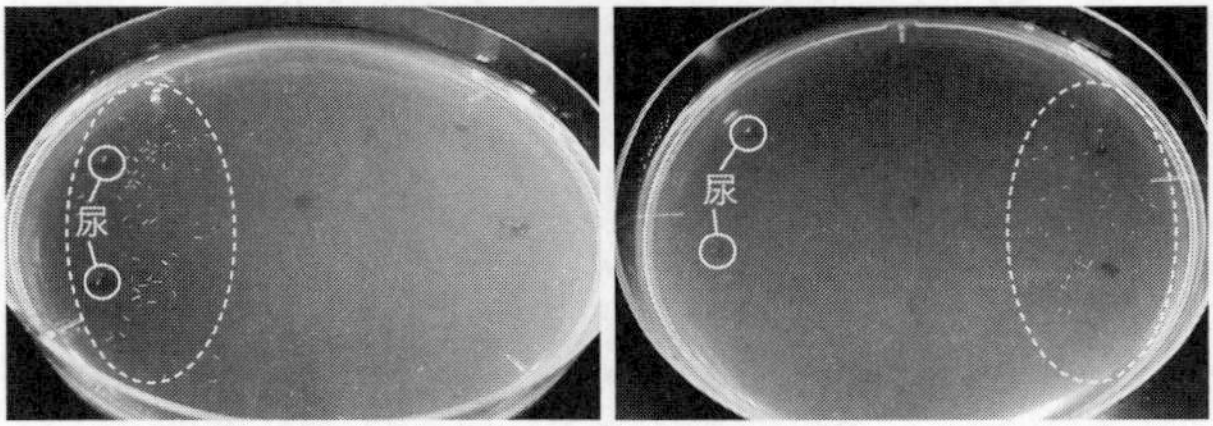

線虫はがん患者の尿に近づき（左）、健常者の尿から離れる（右）

美）なことに由来した、正式な学名である。線虫の種類は1億種とされ、地球上の生物でもっとも種類が多いと考えられている。同じ線虫の仲間に寄生虫の回虫《かいちゅう》や、サバなどの魚介類に寄生して食中毒を引き起こすアニサキスがいる。

検査法は実にシンプル。100匹ほどのC・エレガンスをシャーレ（ガラスの平皿）に入れ、近くに検体《けんたい》として希釈《きしゃく》した人の尿を垂らすだけ。この時、がん患者さんの尿なら、C・エレガンスはその周辺に集まり、健康な人の尿では逃げるようにして離れていく（上の写真）。その分布を写真撮影して自動的に数値化し、独自のアルゴリズムによって判定する。

尿1滴で、ほぼ全身のがんのリスクがステージ0の見つけにくい「超早期の段階」から、高い精度で検知できる。検査費用は9800円。一般的な腫瘍《しゆよう》マーカー検査はがん1種類で数千円で、通常は3種類程度を組み合わせるから、1回で全身のがんの有無を調べられるN−NOSEは時間も手間もかからない画期的《かっきてき》な検査である。これなら、健康診断の尿検査に組み込むことができるだろう。

N−NOSEは、15種のがんのリスクが調べられる。具体的には大腸がん、胃がん、肺がん、乳がん、子宮がん、膵臓《すいぞう》がん、肝臓がん、前立腺がん、食道がん、卵巣がん、胆管《たんかん》がん、胆嚢《たんのう》がん、腎臓がん、膀胱《ぼうこう》がん、口腔《こうくう》・咽頭《いんとう》がんのいずれかがあるかないか、9割弱の精度でわかる。

これだけで十分すごいが、N−NOSEは小児がんの検査としても有効かもしれないということで、臨床研究が行なわれている。小児がんに関しては、定期的に受けられる検診システムがなく、症状が出てから発見されるケースがほとんどであり、早期発見が難しかった。これを、尿検査であるN−NOSEが解決できるようになったらすばらしい。

がんの匂い

N-NOSEの開発から実用化までを手がけるのが、㈱HIROTSUバイオサイエンス。広津《ひろつ》崇亮《たかあき》代表取締役は、東京大学大学院理学系研究科博士課程を修了後、京都大学大学院生命科学研究科研究員、九州大学大学院理学研究院助教などを経て、N-NOSEを実用化するために、2016年に同社を起業した。

広津先生によれば、がん検査に線虫を使うアイデアは、がんを匂いで嗅《か》ぎ分ける「がん探知犬」からヒントを得たものだという。

「がん探知犬の前に5個ほど検体のサンプルを並べ、その中にがん患者さんの尿を交ぜておくと、犬はその前に座ります。しかし、1日にせいぜい5検体くらいしか調べられない。犬が飽《あ》きてしまうからです（笑）。つまり、犬の集中力の問題です。

今、日本にはがん検診の受診が推奨される中高年は人口の半分、約6000万人もいます。その人たちが1年に1回受診するとしたら、膨大な数のがん探知犬が必要になります。そこで、線虫が犬と同等かそれ以上に優れた嗅覚を持っていると考えている私は、線虫なら可能かもしれないと、2013年から研究を始めました」

研究を始めて1カ月後には、線虫にがん患者さんの尿の匂いに誘引《ゆういん》される特性があることを、広津先生は突き止めた。はじめは検体に血液を使ったが、血液特有の匂いのせいなのかうまくいかない。がん探知犬も血液は苦手だったそうだ。しかし、〝原液〟では遠ざかってしまう。そこで、希釈した尿を使うと、近寄っていった。ちょうど10倍に薄めた尿で、結果がきれいに分かれた。

広津先生はもともと嗅覚の研究者で、線虫を研究対象に使っていた。「線虫の『嗅覚神経』の数は少なく、匂いを感じる仕組みが人間とほとんど同じなので、とても研究しやすい」そうだ。

匂いを感じ取る嗅覚神経の数は、人間で約500万個。犬だと数億個に上るが、線虫は10個しかない。仕組みが同じであればモデルとして使えるので、線虫を使って研究を進めて、その成果を哺乳類《ほにゅうるい》に生かすことができる。

匂いは、嗅覚神経にある受容体で判別される。その数は人間が約400種類、犬が約800種類。これに対して、線虫は1200種類ほどある。匂いの種類は、一説によれば数十万に上るらしいが、人も犬も線虫も受容体を複数組み合わせて、無数の匂いを感知している。受容体の数が多ければ、その組み合わせも増える。だから、線虫の嗅覚は犬よりも優れているかもしれない。

素朴な疑問として、がんの匂いってどんな匂いなのだろうか。僕は好奇心から、広津先生に聞いてみた。

「実は、わかっていません。がんの匂いを研究している人は世界中に山ほどいますが、誰も行き着いていません。おそらく、機械で検知できないからだと思います。われわれもがんの匂いを同定しようとしているのですが、機械だとピークが現われません。でも、線虫にはわかる。機械より線虫のほうが、嗅覚が優れているといえます」

線虫は安価に大量培養できる、遺伝子操作がしやすい、観察が容易、など研究対象のモデル生物に適した特徴を数多く備えている。

寒天培地《かんてんばいち》（培地とは微生物や生物組織の培養における生育環境のこと。おもに培養液や寒天などが使用される）に大腸菌を塗《ぬ》って、そこに線虫を入れておくと、大腸菌を餌《えさ》にしてどんどん増えていく。ほとんどの線虫は雌雄《しゆう》同体であり、1匹の線虫で生涯300個くらいの卵を産む。しかも、成虫になるまで4日間しかかからない。培養がすごく簡単なのだ。

N-NOSEが安価なのは、線虫の培養・生育コストが安いことも大きい。

がん治療の常識が変わる

がん治療を評価する指標に、「5年生存率」がある。がんと診断されてから、5年経《た》ったあとも生存している人の割合を示すものだ。転移のない早期では、多くのがんで9割近い人が診断後、5年後も生存している。これが、がんが遠く離れた臓器に転移している段階では、2割以下に下がってしまう（国立がん研究センター「がんの統計'18」）。

ところが、日本のがん検診の受診率を見ると、厚生労働省の「国民生活基礎調査」では4〜5割となっているが、自治体からの実際のデータでは実質1〜2割程度で、7〜8割台の欧米諸国に比べて、かなりの低受診率である。

「時間がない」「費用がかかりすぎる」が受診しないおもな理由だが、内視鏡検査（胃カメラ）など、検査にともなう苦痛や不安も挙げられている。乳がん検査のマンモグラフィーには、痛みのほかに放射線の被曝《ひばく》の心配もある。

しかし、N-NOSEなら、がんのリスクがわからないままに体に負担をかける検査を受ける必要がなくなる。精密検査は、N-NOSEでがんの罹患リスクを確認したあとでよいとなれば、多くの人が苦痛や不安から解放されるだろう。

実際、がん検診にN-NOSEを取り入れたいと、各健康保険組合から多くの引き合いが来ているそうだ。これによって、がん検診の受診率が飛躍的に上がるのはまちがいない。

がん克服の鉄則は、早期発見・早期治療である。がんは、初期にはほとんど自覚症状がない。そのために発見が遅れる。だから、自覚症状がないうちから簡便なN-NOSEを通じて定期的にがん検診を受ける習慣ができれば、早期発見・早期治療につながるはずである。

がん治療の三大治療は手術・抗がん剤・放射線だが、早期発見ができれば、開腹手術が減り、内視鏡手術で対応できるケースが増えるだろう。

2020年には、国立がん研究センターなどの研究グループが開発した、1滴の血液でがん種が特定できる「マイクロRNA（リボ核酸）検査法」の実証実験も行なわれる。これは、がんができると血液中に増えるマイクロRNAという遺伝子の発現量を調べることで、がんを特定する検査技術だ。ただ、検査費用が高く、がん1種で数万円になる。

広津先生は、N‐NOSEとマイクロRNAを併用すれば、がん医療が一変するだろうという。

「N‐NOSEは費用が安くて精度は高いけれども、がん種が特定できない。いっぽう、マイクロRNAは費用がかかるけれども、がん種が特定できる。ですから、N‐NOSEでがんの罹患リスクを調べて、がんの可能性が高い人がマイクロRNA等の次の検査を受けるといった流れになるでしょう。また、現在はできませんが、N‐NOSEもがん種が特定できるように研究・開発を進めています。目標は2022年です」

N‐NOSEが、がん種を特定できるようになれば、がん医療の世界に正真正銘の革命が起こるにちがいない。僕はその日が来るのをワクワクして待っている。

◉アルファ線で進行がんを抑える

第五の治療法

がん治療は苦しいというイメージがある。しかし近年、体へのダメージが小さく、しかも高い効果を生むがん治療法が出てきた。これは手術、抗がん剤、放射線、免疫療法に続く「第五の治療法」として注目され、特に治療が難しい進行がんなどへの効果が期待されている。

進行がんは転移や再発を繰り返し、死亡率が高い。がんは最初、臓器の粘膜《ねんまく》に発生して、徐々に根が深くなっていく。たとえば、大腸がんだと粘膜下層までを早期がん、粘膜下層より深部の筋層やそれ以深まで進んだものを進行がんとしている。

その進行がんの細胞に対して、ピンポイントで薬剤を投与する治療法の道筋をつけたのが、東京大学先端科学技術研究センターの児玉龍彦《こだまたつひこ》名誉教授だ。

抗がん剤治療は吐《は》き気、抜け毛、全身の倦怠感《けんたいかん》などの副作用があり、患者さんの体力を奪う。また、正常な細胞にも悪い影響を与えてしまう。これらの副作用をなくして、がん細胞だけを狙《ねら》い撃ちできるような治療ができないかというのが、研究・開発の出発点だという。

具体的には、薬剤（マーキング剤）を体内に入れて、がん細胞を特定する。次いで、治療薬に放射線のアルファ（α）線を出す物質をくっつけて体内に入れる。すると、マーキングしたがん細胞だけに薬が届くという仕組みだ。

児玉先生によれば、「薬ががん細胞にだけ集中するので、少ない薬量で効果を発揮する」そうだ。

放射線には、アルファ線のほかにベータ（β）線、ガンマ（γ）線がある。アルファ線は細胞を殺す能力がベータ線・ガンマ線に比べて圧倒的に高い。だったら、もっと早くアルファ線にすればよかったではないかと思うのだが……。

「アルファ線はプルトニウムを原料とするので、原爆をつくることができます。そのため、アルファ線の研究はベータ線に比べて20倍くらい規則が厳しいのです。それで、日本ではアルファ線の研究はほとんどされてきませんでした」

前立腺がんに効果あり

このアルファ線を使用した治療薬として、骨転移《こつてんい》した前立腺がん患者さん向けの注射薬「ゾーフィゴ」が発売された。2016年6月のことだ。

ゾーフィゴには、放射性物質の塩化ラジウム223（223Ra）が含まれており、これが体内に入ると、代謝《たいしゃ》が活発になっているがんの骨転移巣に集まり、アルファ線が、がん細胞の増殖を抑える。

アルファ線を出すラジウムはがん細胞だけではなく、ほかの細胞にも届くが、がん細胞ではないところでは集積性が低いため、時間が経つと分解されて無害なものになるそうだ。

前立腺がんは80歳以上の男性の約3割がかかる病気で、一般的には抗《こう》アンドロゲン剤で治療する。男性ホルモンの働きを抑制する薬だ。昔は、良い抗アンドロゲン剤がなかったので、睾丸《こうがん》を取って男性ホルモンが分泌《ぶんぴつ》されないようにしていたという。率直にいえば、去勢をしていたわけだ。

「男性ホルモンが出ないようにすると、一部の人ではがんが前立腺の外に出て、骨に転移してしまうことがあります。すると、その部分が腫《は》れあがって痛くなり、しかもその痛みがどんどん広がっていきますし、貧血を起こしたりもします。

骨転移すると、『痛い、苦しい、なんとかしてくれ』といわれる患者さんが多い。麻薬を使えばうまく抑えられることがあるかもしれませんが、痛みをコントロールするのが非常に難しい。それが、寛解期《かんかいき》（病状が治まった状態）を得られるようになったようですから、進歩だと思います。

ちなみに、高齢者の方はがんを治すことも重要ですが、それにも増して現在の痛みをどれだけ抑えられるかが重要です。しかし、痛くて苦しい時期は、実はそれほど長くはありません。その時期に痛みが抑えられれば、ＱＯＬ（＝クオリティ・オブ・ライフ。生活の質）はかなり高くなるし、がんに対する怖さも変わってくるでしょう」

「がん死」は存在しない!?

ところで、がん細胞がすごいスピードで増殖するのはなぜなのだろう。児玉先生は初期の大腸がんの治療についても説明してくれた。

「細胞は分裂・増殖に関して、非常に厳密なレギュレーション（規則性）があります。しかし、がん細胞はそのレギュレーションがはずれている。ですから、必要以上に分裂して増えていくのです。

がん治療の基本は、低酸素や低栄養の状態にして〝兵糧攻め〟にすること。進行がんは兵糧攻めを受けると小さくなって一見、治療が効《き》いたように見える。しかし、そこに変異が起こると、別の場所に転移したり、周囲の細胞をどんどん食い破ったりします。がん治療の難しさはここにあります。

がんには二つのパターンがあります。ひとつは初期のがんで、これはただ増えるだけ。だから、治療しやすい。もうひとつは治療後に出てくるがんで、こちらは抵抗性を持つために悪性度が高く治療がしづらい。

ただ初期のがんでも、大腸がんは手術後の時点では、完全に取り切れたのかどうかわかりません。手術後、半年から1年で再発や転移があったりするのです。ですから、がん治療は1回で根治《こんじ》を目指すよりも、ロードマップのように計画的な治療をしたほうがいいと思います」

がんになった人は、最終的にどのように亡くなっていくのだろうか。

「たとえば、肝《かん》転移してだんだんと肝不全になったり、肺転移してしだいに呼吸不全になったりします。それから、腹水《ふくすい》や胸水《きょうすい》が出て、水が溜《た》まって肺炎を起こしたりします。腹水はリンパから出てくるものもあれば、肝不全が原因のものもある。腹膜《ふくまく》が持っているバリア機能が壊《こわ》れれば、どんどん水が溜まっていきます。がん細胞によって炎症が起きて、水がどんどん染《し》み出してくることが大きいのです。

人間はなんらかの臓器不全か呼吸不全や心停止、あるいは脳死で死ぬ。がんで死ぬということは、どこかの臓器が破綻するということなのです」

つまり、「がん死」というのはない。児玉先生の回答に、僕のかねての疑問は氷解した。

◉重粒子線で手術せずに治療する

２０１８年に変わった！

がん治療で、放射線の重粒子線を使った治療を受ける人が増えている。その理由は、２０１８年、骨軟部《こつなんぶ》腫瘍だけが対象だった健康保険が、前立腺がんと頭頸部《とうけい》がんの一部にも適用されたからだ。

それまでは保険適用外の先進医療扱いだったため、１部位の照射費用は照射回数にかかわらず、自己負担で３００万円前後。これが、保険が適用されると高額療養費制度（高額医療費支給制度）の対象になり、患者さんの負担は所得に応じて月１万５０００〜25万円程度に収まった。

重粒子線治療とは、炭素の原子核である重粒子（炭素イオン）を炭素イオン線として光速の70%まで加速し、体の外から体内のがん病巣に狙いを絞って照射する、放射線治療法である。副作用など体への負担が少なく、高い治療効果が得られる。

重粒子線治療が注目されているのは、それだけではない。通院治療が可能で治療期間が短くてすむ。開腹手術の必要がないため、通院での治療が可能となり、高齢者や体力に不安がある人も安心して受けることができるのだ。

なぜ、治療期間が短いのか——。

それは、重粒子線はエックス(X)線やガンマ線などに比べて、がん細胞を殺傷する能力が2～3倍も高いからである(次ページの図表)。たとえば、前立腺がんの場合、従来の放射線治療(エックス線、ガンマ線)では35～40回照射しなければならなかったが、重粒子線なら12回ですんでしまう(同図表)。

また、従来の放射線治療が効きにくいがんや、複雑な場所にあって手術が困難ながんへの高い効果も期待されている。具体的に見ていこう。

エックス線と重粒子線の違い

がん細胞への攻撃

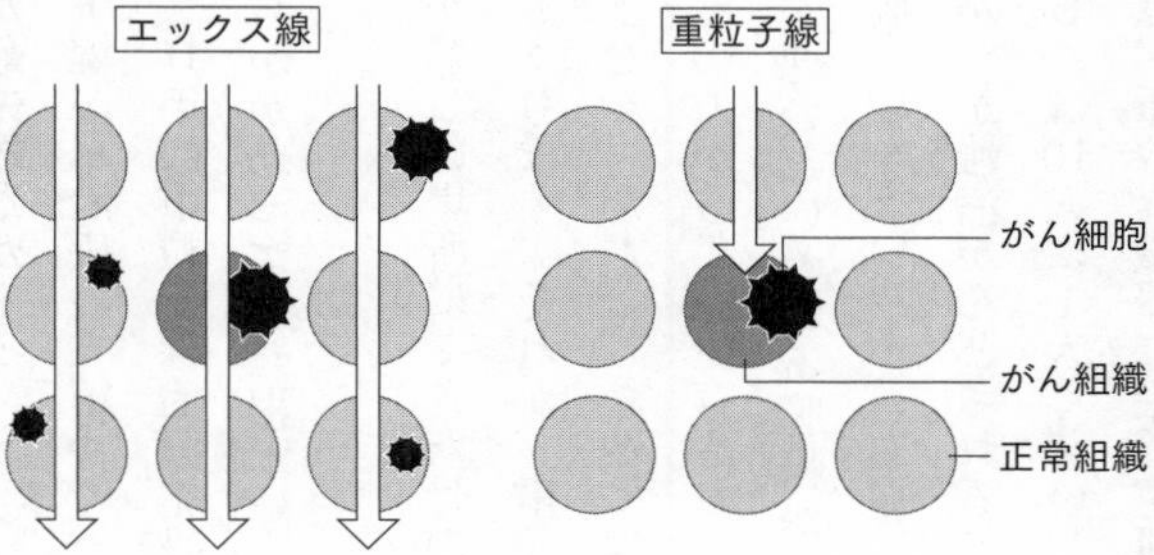

照射回数

部位		エックス線、ガンマ線	重粒子線
肝臓がん		10～20回	2～4回
肺がん	I 期	4～22回	4～12回
	局所進行	30～40回	16回
前立腺がん		35～40回	12回
膵臓《すいぞう》がん		25～30回	8～12回
頭頸部《とうけい》・骨軟部《こつなん》腫瘍		30～40回	16回

日本が最先端だが……

「重粒子線がん治療の成績って、どのくらいですか」

２０２０年に重粒子線治療施設が設置される、山形大学医学部附属病院。その計画段階からかかわってきた根本建二《ねもとけんじ》病院長（同大学医学部教授）に、いきなり聞いてみた。

「手術が難しい場所にできた骨のがんだと、エックス線を用いた治療では歯が立たないこともあります。それが、重粒子線治療の場合、患者さんの8割程度が5年間再発していません。ただし、なかには転移で亡くなる患者さんもいますから、最終的には5割程度の方が5年間生存されています」

予後が悪いといわれる膵臓がんはどうなのだろうか。膵臓がんは、腹腔《ふくくう》内に播種《はしゅ》（がん細胞が種をまいたように広がること）する難しいがんだ。

「膵臓がんが難治《なんち》がんとされるのは、手術で患部を切除できる人がだいたい5人に1人、もしくは10人に1人くらいしかいないからです。

膵臓は、重要な臓器に栄養を運ぶ大きな血管とくっついています。たとえば門脈《もんみゃく》。

これを取ってしまうと、栄養が肝臓に運ばれなくなって死んでしまいます。バイパスはつくれるのですが、かなり大変な手術になる。膵臓は腹腔動脈や腸を保護する腸《ちょう》間膜《かんまく》につながる動脈とも接しており、これらをがんと一緒に取ってしまうと、改めてつなぎなおす技術はまだありません。将来的にそうした技術ができたとしても、がん細胞がお腹の中にばらまかれていたり、肝臓への転移が非常に速かったりすると、もうお手上げです。

しかし、重粒子線治療なら門脈も腹腔動脈も腸間膜も関係ありません。転移がなく、またお腹の中にがん細胞がなければ、がんが周囲に広がっていて手術ができない膵臓がんの2年生存率は5割、という結果が出ています。ほかの治療法に比べてずば抜けて良い成績です」

「膵臓がんになったら、重粒子線治療ですね」と、僕は突っ込んだ。

「そうですね。重粒子線治療がベストな選択肢だと考えています」

根本病院長は、断言した。

重粒子線治療は、日本が世界をリードしている。その施設は群馬県、千葉県、神奈川県、兵庫県、佐賀県、大阪府にあり、これに山形大学医学部附属病院が加わることで、合計7施設となる。2017年時点では、日本の5施設（大阪府、山形県はまだない）を含めて、世界に10施設（ドイツ2、中国2、イタリア1）しかなかったことを考えると、日本は圧倒的だ。

今後も増えていってほしいのだが、なかなかそうもいかないらしい。

その理由のひとつに設置のコストがある。まず、機械1機がおよそ100億円。それを入れる建屋《たてや》だけでも高さ20ｍになり、コンクリートの量が多いため50億円くらいかかる。高速道路を1㎞つくるのに約50億円が必要といわれているから、高速道路3㎞分だ。

「まだ治療を望む患者さんは少なく、もっとも多い千葉県の施設で年間800人くらいです。重粒子線の医療費が300万円でも、800人×300万ですから24億円。ランニングコストだけでも15億円くらいかかりますから、減価償却を含めると採算ベースではありません。

本当は、医療費を800万～1000万円にして公的保険が適用されるのがベストなのですが、国の財政難のなかでは、医療費をそこまで上げるのは難しく、結果的に重粒子線治療を行なっている施設では採算を取るのが難しいという構図になっています」

防げる死を防ぐ

日本では現在、２人に１人ががんになり、３人に１人ががんで死ぬ。このことは多くの人が知っている。だから、中高年になると、がんに対して恐怖心や不安感を抱く。しかし、やみくもに恐れるのではなく、きちんとした知識を得ることが必要だろう。

僕は定期的に人間ドックを受けているが、これは恐怖心に駆られてではなく、「防げる死を防ぐ」ために自己管理しているのだ。

がんは加齢にともなって発生しやすい病気である。だから、がんにかかる人やがんで死ぬ人が増えていることは、長寿社会になった証《あかし》でもある。

国立がん研究センターの統計によれば、75歳未満ではどの年齢階級においても、がんが原因で死亡する人の率は減っている。しかも、がんによる死亡年齢は、この50年間で10年以上も延《の》びている。がんになる年齢（罹患年齢）もこの30年間で10年ほど延びている。これは、医学・医療の進歩のおかげもあるのだが、僕たちひとりひとりのがんへの関心の高まりや、社会環境の改善が大きい。

強調しておきたいのは、けっしてがんになりやすい環境になっているのではないということ。それなのに、中高年の働き盛りにがんに倒れてしまうのは悔しいではないか。誤解を恐れずにいえば、「実にバカらしい」と、僕は考えている。

知っていれば、死ななくてすむ情報がある。線虫もアルファ線も重粒子線も、防げる死を防いでくれる情報である。その情報を賢《かしこ》く選択して最善の環境を整え、自己管理をきちんとすることで120歳まで生き切ることができると僕は考えている。

第2章

人間は若くなる

◉再生医療の最先端！ ミニ臓器

世界初のミニ肝臓

「はじめに」でも触れたように、京都大学再生医科学研究所の山中伸弥教授は2006年、iPS細胞（＝人工多能性幹細胞《かんさいぼう》）。神経、皮膚、臓器など体のあらゆる組織になりうる細胞のこと。幹細胞とは、体をつくるさまざまな細胞の大《おお》もとになる細胞）の開発をマウスで成功、翌年にはヒトでも成功した。

これ以降、iPS細胞を用いて臓器の機能を回復させようという研究が一気に進んだ。近年では、臓器そのものをつくることで、病気の仕組みの解明、創薬研究・開発に生かされている。その例のひとつが、今回取り上げる「ミニ肝臓」である。

2019年6月、東京医科歯科大学の武部《たけべ》貴則《たかのり》教授ら研究グループは、iPS細胞をもとに肝臓特有の働きを持った直径0・2㎜のミニ肝臓を作製。同時に、炎症を起こす細胞（肝星《かんほし》細胞とクッパー細胞）もつくった。このミニ肝臓に脂肪酸を加えると、脂肪が蓄積して肝硬変と同じように硬くなる。脂肪性肝炎の特徴である炎症や線維化が、体外で再現できたわけだ。iPS細胞によってつくられた臓器で病気を再現したのは、世界ではじめてのことだった。

では、このミニ肝臓は治療にどのように生かされるのだろうか。たとえば、飲酒習慣のない人に発症する「非アルコール性脂肪性肝炎（NASH《ナッシュ》）」は肝硬変、肝がんにつながるリスクが高いのだが、現代はその有効な治療法はない。しかし、このミニ肝臓によって体外で観察ができれば、新薬の開発、治療法の確立が期待できる。

武部先生は2018年、31歳の若さで東京医科歯科大学および横浜市立大学先端医科学研究センターの教授に就任した、世界でもその名が知られる研究者だ。2013年には、iPS細胞から血管構造を持った肝臓の原基《げんき》（特定の器官に発生するよう決定づけられた胚《はい》の部域。いわば、臓器などのもととなる種《たね》）をつくっている。これも世界ではじめてだ。

ミニ肝臓を体内に移植すると、自律的に血管網や肝臓機能を持つ状態に成長する。武部先生は、ミニ肝臓の大量作製法の開発にも成功している。細胞ではなく肝臓そのものをつくることは画期的なことだという。

「それまでのｉＰＳ細胞を使った再生医療の研究は、細胞をつくることが主流でした。たとえば、肝臓ならｉＰＳ細胞から肝細胞をつくり、それを患者さんに移植して肝臓を再生させます。しかし、これだと移植した細胞がきちんと機能しているかどうか、判断が難しい。臓器は単なる細胞のかたまりではないので、血管などが張りめぐらされている構造までつくらないと、うまく機能しない。そのため、期待したほどの治療効果は上がっていませんでした」

再生医療とは、損傷した臓器や組織の失われた機能を回復させる医療である。

ミニ肝臓の作製は簡単にいえば、胎内で肝臓が形成される過程を試験管内で模倣することだ。胎内の受精卵のごく初期、最下部に発現《はつげん》した内胚葉《ないはいよう》という細胞層から１本の腸管ができて分化、咽頭から肛門上部に至る消化管と肝臓、膵臓などが形成される。この時、血管内皮《けつかんないひ》細胞（血管をつくる細胞）と間葉系《かんようけい》細胞（細胞どうしをつなぐ働

ミニ肝臓の作製

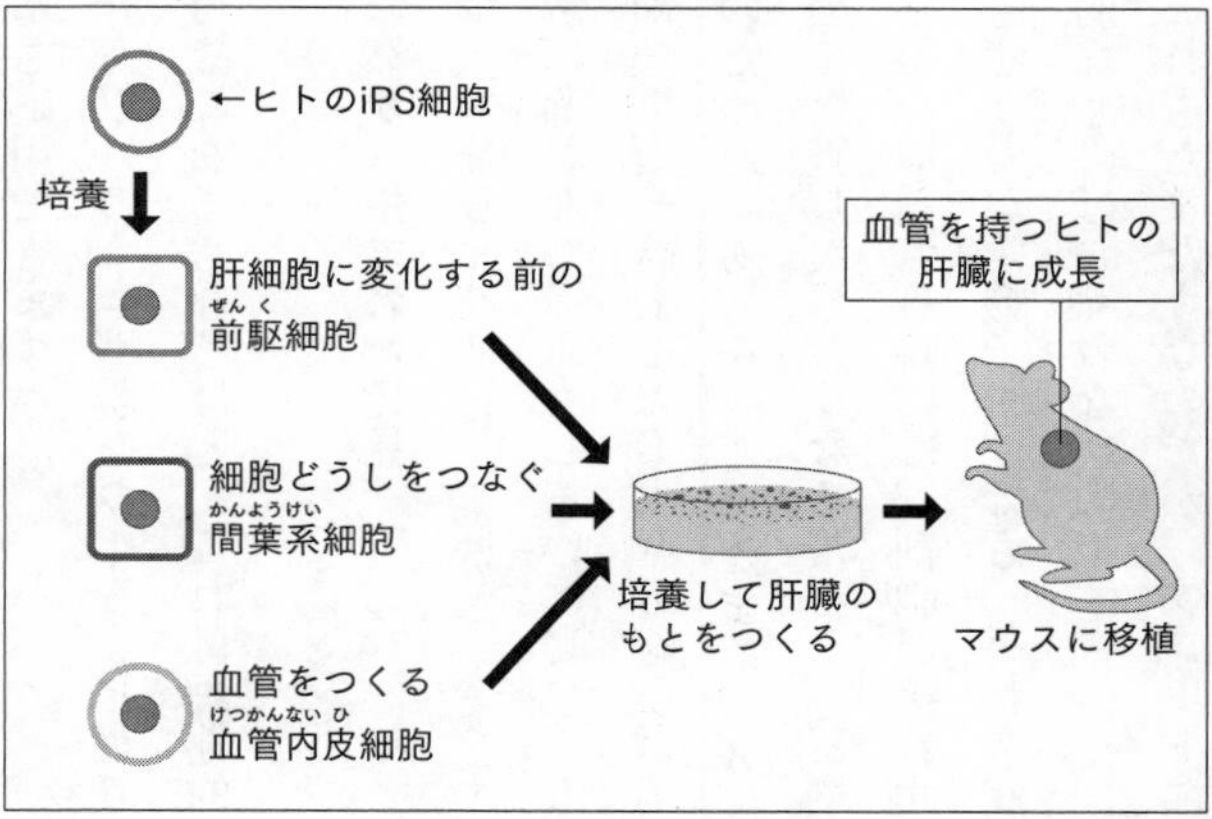

きをする細胞）が重要な役割を果たす。この二つの細胞に、ｉＰＳ細胞からつくった肝臓系の前駆《ぜんく》細胞（幹細胞から特定の体細胞や生殖細胞に分化する途中段階にある細胞）を混《ま》ぜると、ミニ肝臓ができる（上の図表）。

「三つの細胞を混ぜると、モコモコしてきて細胞が立体的な構造体になります。動物実験では、この細胞を体内に移植すると、わずか１～２日で血管がつながって血液が入り込み、最終的に肝臓になりました。人間でいえば、生後２カ月の胎児です」

　モコモコという表現がおもしろいが、次の発言に僕は注目した。

「ミニ肝臓をつくるこの方法は、膵臓や腎

臓にも応用できます」

肝臓以外のミニ臓器をつくることができるということは、ほかの難しい病気の再現も可能になる。なるほど、これは画期的だ。

偶然から生まれた発見

偉大な発見や発明は、「偶然」から生まれることが多い。武部先生のミニ肝臓もその例に漏《も》れない。おもしろいエピソードなので、紹介しよう。

前述の混ぜ合わせた3種類の細胞はもともと、それぞれ別の目的のためにつくったものだった。ある日、たまたまその3種類の細胞が余ったので、「もったいない。まとめて培養したらどうなるだろう」と培養を始めたそうだ。

「細胞を培養する時には、細胞が接着するように表面をコーティングした硬いプレートを使うのが常識です。でも、それを使うとシート状の細胞しか培養できません。立体的なものはつくれないのです」

これもたまたまなのだが、プレートに非接着性の特殊なものを選んだ。すると、ボコボコと紐《ひも》のようなものがたくさん出てきた。「これはすごい」と思い、先輩に見せたところ「カビが混ざったのだろう」と一蹴《いっしゅう》される。

しかし武部先生は「細胞が自律的に何か構造をつくろうと、力を引き出しているのではないか」と考え、研究を続けた。そして研究を続けるうちに、環境や技術的な条件がわかってきて、ミニ肝臓につながる培養法にたどり着いたのだ。

「肝臓再生で必要とされるミニ肝臓の数は、１０００億個と膨大な数です。これだけの数をつくるとなると、従来の方法では1万～10万人の研究員と数十億～数千億円の費用が必要です。そこで現実的な方法として、サイズダウンしたものを1回に何万個かつくり、それをまとめて移植する方向にシフトしました。化学メーカーの㈱クラレに、小さなU字状のディンプル（くぼみ）が2万個ほどある培養皿をつくってもらい、そこに3種類の細胞を混ぜて入れると、たこ焼きを焼くみたいに一度に大量の直径１００～２００㎛《マイクロメートル》（1㎛＝０・００1㎜）のミニ肝臓ができました」

ミニ肝臓は、肝臓に流れていく血管に注射することで移植され、肝臓に生着《せいちゃく》する。

ただ、肝炎や肝硬変など肝臓自体に問題がある場合は生着しづらく、腸間膜に移植する。腸間膜は血管が豊富で、生着しやすいのだ。ほかにも皮下の、ある程度血流が豊富なところなら移植ができる。脾臓《ひぞう》やリンパ節への移植事例もあるそうだ。

われわれの体には「再生刺激」という、体の失われた部分を再生する信号が全身を回っている。だから、肝臓の再生能力を喪失させておくと、再生刺激によって移植した正常細胞が増えていくことがある。

病気の人には移植細胞の生着優位性があり、肝臓の機能が失われている場合、体内に新しく入れた正常な細胞のほうに、増殖のアドバンテージがある。もとの機能を補《おぎな》うかたちで新しい細胞が増えて、必要量になるとそこで止まるというメカニズムが働くという。これは、体の状態や機能を一定に保つ、ホメオスタシス（恒常性）という働きである。

ネアンデルタール人の臓器を再現

武部先生は、進化学《しんかがく》（＝進化生物学。生物進化のメカニズムの解明と生物の進化史を研究する学問分野）にｉＰＳ細胞の技術を駆使することで、昔の人類の代謝が再現できたり、疾病《しっぺい》に関する情報を得ることが可能になり、それによって現代の疾病を克服するヒントを得られるかもしれないという。

たとえば、４万年前に絶滅したとされるネアンデルタール人の解析も可能だという。これまでは発掘された骨などの情報しかなく、脳や内臓などがどうなっていたかはまったくわからなかった。しかし近年、ゲノム（遺伝情報）の解析が進んだことにより、ｉＰＳ細胞にネアンデルタール人のゲノムを入れると、ネアンデルタール人の脳や腸、肝臓を再現することが可能になった。

このように、ｉＰＳ細胞を使った再生医療の技術は日々、急速に発展している。武部先生に次なる研究ターゲットを聞いたところ、個別の臓器再生をさらに進めて、組織と臓器、臓器と臓器の連結を計画的に再現したいという。これは10年、20年かける大仕事になるとも。

「肝臓は単体で存在しているわけではなく、肝臓の中に胆管《たんかん》があり、胆管は膵臓に合流して十二指腸につながっている。肝細胞でつくられた胆汁《たんじゅう》（消化液の一種）は、胆管を通って十二指腸に排泄《はいせつ》されるわけです。これらの臓器は、もともと１本の腸管から分化したものです。本来はそれらの連続性が担保されないと、肝臓の機能を長らえさせることができません。

また、腎臓では、腎臓だけではなく尿管や膀胱などをつくらないと、尿をつくって集めるプロセスは完成しません。腎臓の糸球体《しきゅうたい》（腎臓内の毛細血管のかたまり）だけを再生しても、透析《とうせき》患者さんを救うことはできないのです。ですから、器官側の連結を担保するために、腸管からの発生初期段階を模倣できるようなプロセスをつくりたいのです」

臓器の再生と、それにともなう病気の解明が進めば、老化という概念も変わるかもしれない。

メタボになると色が変わる下着

取材していて痛感したのは、武部先生のような最先端の技術開発をしている人たちがいる一方で、その成果が社会に還元されていないことだ。

たとえば、胃がんの最大の原因であるピロリ菌は、簡単に駆除できることがわかっていて保険適用もされるのに、多くの人は検査すらしない。これには、武部先生も憂慮しており、「広告医学」を提唱している。

「研究で明らかになった情報を、実際に活用してもらえるようなアプローチが必要です。医学的にはあたりまえのことなのに、なぜか情報がしっかりと発信されていないのは、医師のコミュニケーション不足に起因している部分も多いと思います。これからは、医師も広告プランナーみたいな感覚を持つべきです。つまり、広告医学です」

デザインやコピーライティングなど広告的手法で、医療問題の啓発や解決を目指すというわけだ。具体的には、大手広告代理店と協力して「アラートパンツ」という特殊な男性用下着を開発し、市販に向けて準備が進められている。

これは、ウエスト部分がメタボリックシンドローム（以下、メタボ）の基準値である85㎝以上になると、色が変わる下着だ。たとえば、最初は深緑色だが、太ってくると黄色になる。人間は「メタボです」といわれても、なかなかやせようという気にはならないが、穿《は》いた時に色が変われば、「やばい」と思うかもしれない。その心理を考慮して開発された。

これ以外にも、駅の階段に海の生物をデザインして、階段利用を誘導する「健康階段」なども生み出してきた。実際、エスカレータ利用よりも、階段を上る人が増えたという。

「再生医療と広告医療が、先端医療の目指す二つの方向性だと考えています。これからの医学や医療の現場ではｎｏｎ−ＭＤ（Medical Doctor）、すなわち医学部出身者以外の人たちの活躍する場が広がっていくと思います。２０１８年には、医療系施設としてははじめてとなるコミュニケーション・デザイン・センターを設置し、クリエイターや教育学者たちと新たな活動を開始しました。再生医療の技術開発は、医師ではなくPh・Ｄ（博士）の人が行なってもいい。デザイナーみたいな人が病院に入ってきて、道具を通したコミュニケーションを研究することもあるかもしれませんよ」

なるほど、これなら親しみにくい医療への距離感がぐっと縮《ちぢ》まるかもしれない。

◉人工冬眠で寿命が延びる

ハゲと入れ歯にさようなら

失われた毛髪が、ふさふさとよみがえる——。

薄毛《うすげ》に悩んでいる中高年男性が待ちに待った、その日が目前に迫ってきた。理化学研究所と㈱オーガンテクノロジーズの研究グループが2018年に開発した、大量に毛髪を再生する技術はすでに人間での臨床研究が始まろうとしており、早期の実用化を目指しているのだ。

理化学研究所器官誘導研究チームの辻孝《つじたかし》チームリーダーは、2015年に失った歯を再生する技術も開発しており、中高年男性にとってまさに救世主だ。オーガンテクノロジーズは、辻先生が起業したベンチャー企業である。

辻先生は20年前から、臓器（器官）再生の研究を続けている。臓器というと肝臓や腎臓をイメージするが、辻先生が研究している毛包《もうほう》（毛を産生する皮膚付属器官）や歯、唾液腺《だえきせん》、涙腺《るいせん》も臓器と同じ仕組みでできあがる。

臓器再生では、たとえば前述のミニ肝臓はｉＰＳ細胞が用いられているが、辻先生は2種類の幹細胞を使った「器官原基法《きかんげんきほう》」という技術を開発している。

「臓器は2種類の幹細胞からできていますが、私たちはこの2種類の幹細胞を2層構造に組み立てることが重要だと考えたのです。２００７年、この技術を利用して立体的な臓器を生み出す種をつくることに、世界に先駆けて成功しています」

研究グループは、唾液腺も涙腺も生体内で「機能的再生」が可能であることを、世界に先駆けて実証した。口腔乾燥症や、ドライアイの改善につながる技術だ。

最初に行なわれたのが歯の再生なので、まずはそこからうかがった。

「胎児の時に『歯の種《たね》』が顎《あご》の中につくられ、成長すると歯になります。種とは臓器のもとになるもので、正式には『器官原基《きかんげんき》』といいます。種はほかの臓器は1個ですが、ヒトの歯は2個あり、胎児として母胎にいる時につくられます。それが乳歯《にゆうし》と永久歯になり、それ以上に歯は生えてきません」

そこで、辻先生は「三つ目の種をつくって埋めれば、なくなったところに歯が生えてくるのではないか」と考え、マウスの胎児から取り出した幹細胞でつくった歯の種を歯の欠損した部位に移植したところ、なんと歯が新しく生えてきた。

しかし、この技術は、歯をつくるための幹細胞を胎児以外から見つけるなど、実用化までの課題が多い。ならばと、辻先生は天然歯と同じ構造を持つ人工歯の作製に転換。人工歯根《しこん》（インプラント）を顎骨《がっこつ》に埋め込むインプラントに着目する。天然歯そのものを再生するのではなく、天然歯の機能を再生しようとしたわけだ。

歯と、歯を支える歯槽骨《しそうこつ》の間に歯根膜《しこんまく》があって、それが緩衝材《かんしょうざい》の役割を果たしている。しかし、現行のインプラントには歯根膜がない。歯根膜があれば、そこに知覚神経が入ってきて、噛《か》んだ時に圧力や刺激が感じられ、ＱＯＬ（生活の質）も向上する。研究グループが開発したのは、人工歯根と歯根膜を結合させ、天然歯と同じ構造を持ったインプラントだ。

「歯科治療は、基本的には１３００年以上変わっていない」と、辻先生がいう。

「まさか⁉」と思いつつ、耳を傾《かたむ》けると、インプラントはすでに紀元7世紀のミイラの顎から発見されていたそうだ。それは、真珠貝を歯の形に成形して、骨に差したものだ。真珠貝の出す炭酸カルシウムによって、骨が結合していた。これは、現在の骨結合型のインプラントと同じである。

また、「ブリッジは5世紀からあり、日本では戦国時代に木製の総入れ歯があった」と教えてくれた。

次に、毛髪再生についてうかがった。もう、びっくりだ。

まず、正常に髪の毛が生えている後頭部の毛包の細胞を取り出して培養し、毛包の種《たね》をつくる。そして、その種を頭部に移植する。方法論としては実にシンプルだ。

１㎠の頭皮から、髪の毛５０００本以上の種が約20日間でつくれる。薄毛は男性ホルモンの影響によるものなのだが、後頭部の毛包は基本的にその影響を受けないという。そのため、新しく生えた髪は脱毛症部位に移植しても後頭部の毛と同じになり、一般的な生え替わりのサイクルが持続するわけだ。

リクルートライフスタイルが20～60代の男女に実施した「薄毛に関する意識調査2

019」によれば、自身が「薄毛である」と答えた人は男性約27%、女性約10%。薄毛対策にかけている金額（一ヵ月間）は男性20代がもっとも多く、平均5549（同女性は3725）円だった。以下、30代4074（女性1700）円、40代3781（2306）円、50代3552（2637）円、60代3581（3291）円となっている。

この統計からは中高年男性はもちろん、若い世代も薄毛対策を行なっていることがわかる。辻先生の開発した技術が、福音をもたらすことを期待したい。

臓器移植の画期的転換

臓器移植はもともと、脳死されたドナー（臓器提供者）の臓器によってなされていた。臓器は保存液に浸《ひた》して低温で保存していたが、低温保存で臓器の鮮度を保てる時間は限られている。世界的に脳死ドナーの臓器が不足し、心臓が停止した人の臓器の利用拡大が求められるようになると、この保存時間の問題が出てきた。

具体的には、心停止ドナーの肝臓はレシピエント（臓器の提供を受ける人）に移植できる時間はわずか7分間しかないといわれる。そのため、長時間の阻血状態《そけつ》（臓器に血流が送られなくなった状態）では、移植不適応になってしまうのだ。

辻先生らは2015年、時間が経過した臓器を完全復活させる「臓器灌流《かんりゅう》培養システム」という技術を開発した。90分間心停止したラットから肝臓を取り出し、このシステムを使って血液循環を再現。肝臓の完全復活に成功したのだ。これまで移植が不可能と考えられてきた心停止ドナーの臓器の利用拡大につながる画期的な成果だ。

成功のポイントは「22度という保存温度」と「酸素を運ぶのに赤血球を使ったこと」。詳細は省くが、脳死ドナーの臓器の保存時間にも限りがあるが、その保存時間を大幅に延ばすことにも成功している。

この保存温度についてうかがっているうちに、僕にひとつの疑問と希望が湧《わ》いてきた。

人間は冬眠できるか

22度という温度は、生命維持はできるが、さまざまな機能を発現するほど代謝が活発にならない温度とされている。生存のためのぎりぎりの温度は、人間の場合は20度だそうだ。たとえば、冷たい海に落ちて直腸などの深部体温が19度に下がると、死んでしまう。辻先生は次のように話してくれた。

「2006年10月、兵庫県の六甲山《ろっこうさん》で遭難した男性が24日ぶりに救助されました。男性は見つかった時の体温が26度で、3週間ほど昏睡《こんすい》状態といわれている。この例からもわかるように、人間は20～25度前後の温度を保てば、飲まず食わずのままおしっこもしないで生きていける可能性があるのです」

僕の好奇心は全開。すぐに「その温度だと、人間も冬眠ができるということですか⁉」と聞き返した。僕は、ロケット打ち上げサービスを行なうインターステラテクノロジズ（株）に出資するなど、宇宙開発に興味を持っているが、宇宙旅行のカギは冬眠にあると思っている。

宇宙では太陽からの放射線や太陽系外からくる高エネルギーの放射線を浴びることになる。国際宇宙ステーションでは、地球のヴァン・アレン帯（放射線帯）で守られているけれど、これが火星では防ぎようがない。火星の場合は、たとえば放射線の遮蔽効果が高い、鉛製のカプセルのようなものに入る必要があるかもしれない。地球から半年以上かかるだろうから、冬眠した状態でカプセルに入るわけだ。

人間が冬眠できれば、かなり遠くの星まで飛んでいけるようになるだろう。火星探査も、かなり現実的になるのではないか。映画『2001年宇宙の旅』『スター・トレック』の世界はつくりごとではなくなるかもしれない。

また、時空を超えることができれば、宇宙空間でさまざまなことが可能になる。たとえば、ソーラーセイル（太陽の光を受けて進む宇宙ヨット）を使えば、太陽系の端まで10年くらいで行ける。人工冬眠と組み合わせれば、太陽系外惑星探査も夢ではないと思う。

人間は冬眠ができるか否か——。

辻先生の答えは、期待どおりに「できる」だった。

「ただし、人間の冬眠の研究はされていません。私たちは今後、動物を使って『温度域と生存』を考えながら、冬眠の研究を行なおうと考えてきました。そのひとつが『臓器を維持する温度域』です。それで、22度という温度に着目したのです」

肝心なことを、ここで聞かないわけにはいかない。

「人工冬眠は、寿命にどんな影響をおよぼしますか」

「寿命は延長するのではないかと思っています。冬眠中は細胞分裂もできないので、体全体が休眠状態です。ですから、老化が止まる可能性が大いにあります。一般に、冬眠動物は歳《とし》をとらないのかというと、そうではありません。彼らは『寝て起きて』を繰り返しているので、起きている時に老化していると考えられます。冬眠の前後で、老化しているかどうかを調べるとわかると思いますが、現在はまだそのような研究はされていないのではないでしょうか」

辻先生は「スペースツアーや宇宙移住計画などが実現できるようになると、宇宙旅行用のカプセルも考えなくてはいけませんね」ともいってくれた。実に、楽しみだ。

◉iPS細胞による網膜《もうまく》移植

医師兼起業家

最先端医療を取材していて興味を引かれたのは、まだ少ないとはいえ、医師をはじめとした研究者がベンチャー企業を起業したり、その経営に参加したりしていることだ。

再生医療が示すように、医療は今後、大きな発展が見込まれている。世界的にも、巨大な成長市場ととらえられている。医療のイノベーションは、日本経済成長の起爆剤になるだろうし、それを牽引《けんいん》するのが医療系ベンチャー企業だ。

日本はこれまで、基礎研究やモノづくりの技術は水準が高くても、起業家が少ないうえに投資も乏《とぼ》しく、医療系ベンチャー企業の活躍は限定的だった。ところが近年、技術の進歩や医療ニーズの高まりなどを背景に、医師や研究者の活動の場が多様化。事業を通して医療に貢献する道を求める人たちが出てきた。慶應義塾大学医学部のように、起業を後押しするところもある。

このような医師であり起業家である人は「アントレドクター」と呼ばれる（「日本経済新聞」電子版2018年6月22日）。医師ならではの視点で新たなビジネスモデルを提案し、患者さんや医療現場が抱える課題の解決を目指すというわけだ。

次に紹介する、㈱ビジョンケアの高橋政代《たかはしまさよ》代表取締役社長もその1人だ。ビジョンケアは、おもに眼科領域の研究・開発を行なっている。

高橋先生は2014年、iPS細胞からつくった網膜細胞を患者さんに移植する世界初の手術を行なった理化学研究所（理研）多細胞システム形成研究センター網膜再生医療研究開発プロジェクトのプロジェクトリーダーだった。

理研から現職に転じるにあたり、「世界の再生医療をリードする研究成果を上げることができた。これまでの研究経験を生かして患者さん、病院、医療産業、研究現場をつなぎ、新しい医療を創出する活動に邁進していきたい」と語っている（「東京新聞」夕刊2019年8月2日)。

光を取り戻すことの難しさ

高橋先生が手がけた世界初の網膜細胞移植は、目の難病・加齢黄斑変性《おうはんへんせい》の患者さんからつくったiPS細胞を用いている。

網膜は眼球壁の最内層で、光を受け取る視細胞があり、ここで受け取った映像は視神経を通じて脳に送られ、認識される。網膜の中心部に、視細胞が密集する直径2㎜ほどの黄斑部という組織があり、僕たちは物を見る時、ここにピントを合わせている(次ページの図表)。黄斑部からはずれた部分では、0・1以上の眼鏡をかけてもぼんやりとしか見えないそうだ。

加齢黄斑変性は、加齢とともに黄斑部の視細胞が機能を失ったり死滅したりして、視力の低下をもたらしたり、視野の中心が歪《ゆが》む・暗くなったりする病態だ。視細胞は、網膜下部の網膜色素上皮《じょうひ》細胞(=RPE細胞)に守られているが、老化によってRPE細胞に炎症などの障害が生じると、二次的に視細胞も悪化して視力を失う。残

ものが見える仕組み

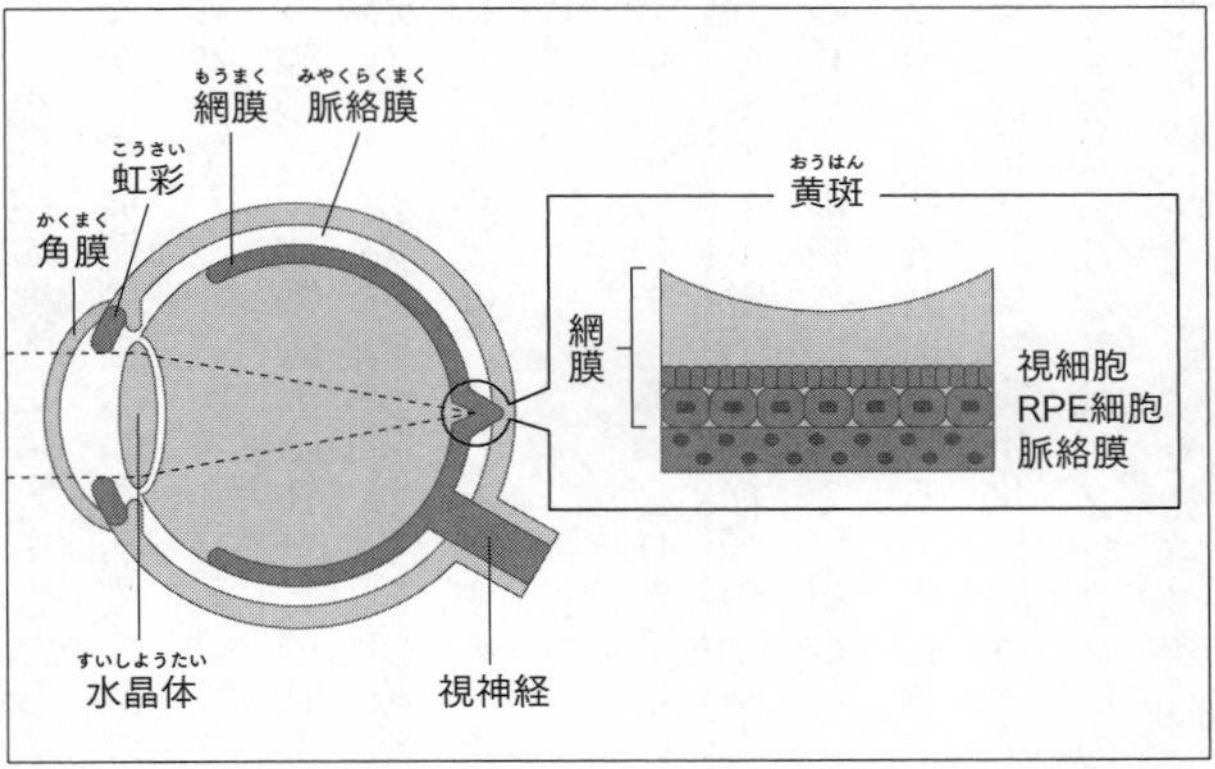

念ながら、ダメージを受けた視細胞は、今のところ再生できない。

だから、加齢黄斑変性は糖尿病網膜症、緑内障《りよくないしよう》とともに失明を招く難病とされるのだ。50代以降に発症することが多く、罹患数は70万人と推定されている。

加齢黄斑変性には、滲出《しんしゆつ》型と萎縮《いしゆく》型の２種類あるが、症状はいずれも同じだ。

滲出型は、日本人に多い。老化によってＲＰＥ細胞に炎症などが生じると、その炎症を治すために、酸素や栄養を運ぶ血管（新生血管）がＲＰＥ細胞の下にある脈絡膜《みやくらくまく》という組織から伸びてくる。ところが、新生血管はもろくて弱く、出血や血液成分の漏出《ろうしゆつ》を起こし、視細胞の機能に障害をもたらす。近年、視力改善に有効な治療法が見つかっているが、重症例の根本的な治療にはつながっていない。高橋先生が手がけた移植は、この滲出型だ。

萎縮型も、加齢によるＲＰＥ細胞の萎縮に起因する。ＲＰＥ細胞とともに視細胞が失われて、視力障害が生じる。治療法はまだないが、視力低下は比較的緩徐《かんじょ》で、症状は10年、20年とゆっくり進行する。ただ、滲出型に移行するケースもあり、定期検査が必要だ。

高橋先生らのチームは２０１７年、備蓄した他人の細胞で作製したｉＰＳ細胞から変化させた、約25万個の網膜の細胞を液体に入れ、滲出型加齢黄斑変性の患者さん５人のＲＰＥ細胞に、注射で移植した（「他家《たか》移植」という）。

２０１９年４月時点で５人の経過は良好。視力低下も抑えられたことが報告されている。高橋先生は「実用化に向けて７合目まで来た」と述べている。研究チームと連携する製薬会社などは、２０２２年の実用化を目指している（「日本経済新聞」２０１９年４月18日）。

僕が高橋先生にインタビューしたのは、この発表の5カ月前のこと。

「加齢黄斑変性の網膜移植といっても、今行なっているのは網膜のごく一部です。よく『見えるようになるのですか』と聞かれるのですが、『視力はあまり上がりません』としかいえません。なぜなら、なかには視力が上がる人もいますが、基本的に悪化を抑えるものだからです。視細胞がそれ以上のダメージを受けたり、死滅したりする前に環境を改善することを目的にしています」

「環境を改善する」とは、RPE細胞の改善のことである。iPS細胞を使ったRPE細胞移植は、滲出型、萎縮型のどちらのタイプにも有効な治療法なのである。

では、視力の改善、すなわち黄斑部の再生は不可能なのか。

高橋先生は、まず視細胞を含んだ立体網膜の移植に取り組み、黄斑部の再生は次の段階になるだろうという。立体網膜移植は、ある程度の光を取り戻すことができる。中枢神経の再構築としては、世界初の試《こころ》みだ。

「黄斑部の周囲は、視野のなかで『このへんに何かがあるな』というのがわかります。視細胞を含んだ移植によって視野が広がるとか、真っ暗にしか見えなかった人がなんとなく形がわかるようになります。０・05くらいの視力は出るのではないでしょうか。ｉＰＳ細胞を使えば、なんでも治るように思われているんですよね。光を取り戻すだけでも、大変なことなのに」

確かに、僕にも「ｉＰＳ細胞信奉」があったのは事実だ。メディアが視力回復の期待を抱かせるばかりで、正確なことをきちんと伝えていないことに問題がある。

iPSソムリエの匠《たくみ》の技

ｉＰＳ細胞は、とても〝気難しい〟生き物だそうだ。つくるのも育てるのも難しく、匠の技が必要だと高橋先生はいう。

「ｉＰＳ細胞の栄養となる培養液を入れ替える時に、普通の細胞だとそれほどデリケートに扱わなくてもいいのですけれど、ｉＰＳ細胞は培養液の入れ方しだいで遺伝子が変わったり、細胞が変化したりしてしまいます」

「シアストレス」といって、培養液による刺激、たとえば培養容器にどのように液を入れていくか、その速さなどでｉＰＳ細胞が変わってしまうのだ。

高橋研では、培養上手な研究者は「iPSソムリエ」と呼ばれているそうだ。ソムリエたちは、iPS細胞を実体顕微鏡（そのままの状態を低倍率で観察する顕微鏡）で見ながら、「ハッピーだね」「元気ないね」などと表現する。微妙な変化を読み取らなければ、iPS細胞は変な細胞になって使えなくなるからだ。そして、良好な状態を保つように、培養液をそーっと入れていく。愛情が必要だ。

備蓄されたiPS細胞は、200μℓ《マイクロリットル》（1μℓ＝0・001㎖）のチューブに入れられて冷凍されている。良いiPS細胞に育つかは、解凍直後の状態にかかっている。ここでも匠の技が求められる。

「解凍してうまく育てられるかが、第一の関門です。私たちは、これを『起こす』といっています。迅速《じんそく》に溶《と》かして心地よい状態にしてあげるのですが、その迅速さや安定性が難しい。増やしたiPS細胞の一部は網膜をつくる培地に移して、残りはストックしておきます」

高橋先生は、いずれiPSソムリエの技をAIロボットに任せたいそうだ。

「iPSソムリエは、状態の良し悪しを画像から判断しています。その『ソムリエの目』を、ＡＩロボットに学習させるのです。そして良い状態のデータを学習させていけば、ｉＰＳソムリエと同じくらいの能力を持つことができます。

自動培養と違うのは、ＡＩロボットの情報をもとに液体の濃度を変えたりして培養条件を調整することです。そのソフトを入れることができればｉＰＳ細胞を簡単に育てられるようになるので、ムダな実験がなくなります。ＡＩロボットが使えれば、再現性のある実験がどこの研究所でもできるようになるのです」

ボディシェアリング

高橋先生は２０１８年のインタビュー時、神戸《こうべ》アイセンターという施設にかかわっており、新しい医療像を描いていた。神戸アイセンターは神戸市が全面バックアップし、眼科病院、理研の一部、リハビリ・社会復帰支援施設、ソーシャルベンチャーの四つの機能が集まり、目の病気から研究・治療、臨床応用、さらにはリハビリ・就労支援まで、目に関するトータルな支援を行なう全国初の施設である。

「この四つが協力しあえば、単独ではできなかったおもしろいことができると考えています。たとえば、治療はゆっくりとしか進まなくても、デバイスは進歩のスピードが速いので、あっというまに患者さんを助けてくれることがあります」

その一例として、テクノロジーの力で体の機能を他人にシェアする「ボディシェアリング」を提唱された。

「NIN《ニン》-NIN《ニン》」という、肩に乗せる小さなロボットがある。ロボットにはカメラがついていて、遠隔操作が可能だ。寝たきりの人がNIN-NINから送られてきた映像を見ながら、目が見えない人に「今は赤信号」とか「次の角を右」とか伝えることができる。寝たきりの人は外の景色が見られるし、目が見えない人は安心して歩ける。目が見えない人の生活を変えるという点では、治療よりもボディシェアリングのほうが圧倒的に速いし有効である。

「再生医療にかかわっていると、早期に治療するほうが絶対によくなることがわかります。それを突き詰めていくと、『予防が一番』ということになるのです」

まさに、わが意を得たり。高橋先生の「予防が一番」という一言に、予防医療普及協会を立ち上げて、啓発活動に力を注いでいる僕は大きくうなずいた。そこで、「加齢黄斑変性に予防法はありますか」と聞いてみた。

高橋先生は「加齢黄斑変性になりやすいタイプの人の遺伝子はわかっていますから、その遺伝子を持つ人は1日中日光を浴びる時はサングラスを使用するといいですね」と教えてくれた。

加齢黄斑変性には、遺伝的要素がある。近親者に罹患者がいれば、注意が必要だ。遺伝以外の危険因子として、太陽光や喫煙、緑黄色野菜不足が指摘されている。これらの知識も予防につながるはずだ。

◉脂肪がつくる酵素で、老化を遅らせる

老化のメカニズム

少子高齢化は日本だけでなく、欧米諸国や中国でも抱えている課題であり、労働力の低下や医療・福祉費の膨張などの問題が指摘されている。高齢化に対しては、各国で老化を抑える創薬など老化制御の研究に熱が入っている。がん、認知症、心臓病、脳卒中など加齢に起因する病気は多い。これには、老化のメカニズムを解明することが求められる。

世界の老化・寿命制御研究のトップを走ってきたのが、アメリカ・ワシントン大学医学部の今井《いまい》眞一郎《しんいちろう》教授（老化学）だ。今井先生は２０００年、アメリカ・マサチューセッツ工科大学で研究生活を送っていた頃、同大のレオナルド・ガレンテ教授とと

もに、サーチュイン遺伝子（長寿遺伝子）のまったく新しい機能を発見した。

サーチュイン遺伝子は、哺乳類では7種類あるが、そのうちの「ＳＩＲＴ１《サーチュイン》」が老化と寿命を制御する遺伝子であることを突き止めている。ＳＩＲＴ１はさまざまな臓器で代謝の制御にかかわるほか、膵臓ではインスリンの分泌、肝臓ではコレステロールの分泌、骨格筋では脂肪酸の燃焼、脳では記憶の形成などに関与すると考えられている。

そもそも、老化とはどのようにして起こるのか——。老化研究一筋30年という今井先生に聞いてみた。

「老化や寿命の研究は大きく『細胞レベル』と『個体全体』に分かれていて、私の研究室では、おもに個体全体の老化の過程について研究しています。

私たちは脳、心臓、肺、肝臓、骨格筋、脂肪などさまざまな臓器を持っています。臓器はおたがいにコミュニケーションを取り、全体がきちんと働くようになっています。老化は、このコミュニケーションが悪くなることで起こります。

この臓器のコミュニケーションによって成り立つシステムのことを、私たちの研究

老化の仕組み「NADワールド」

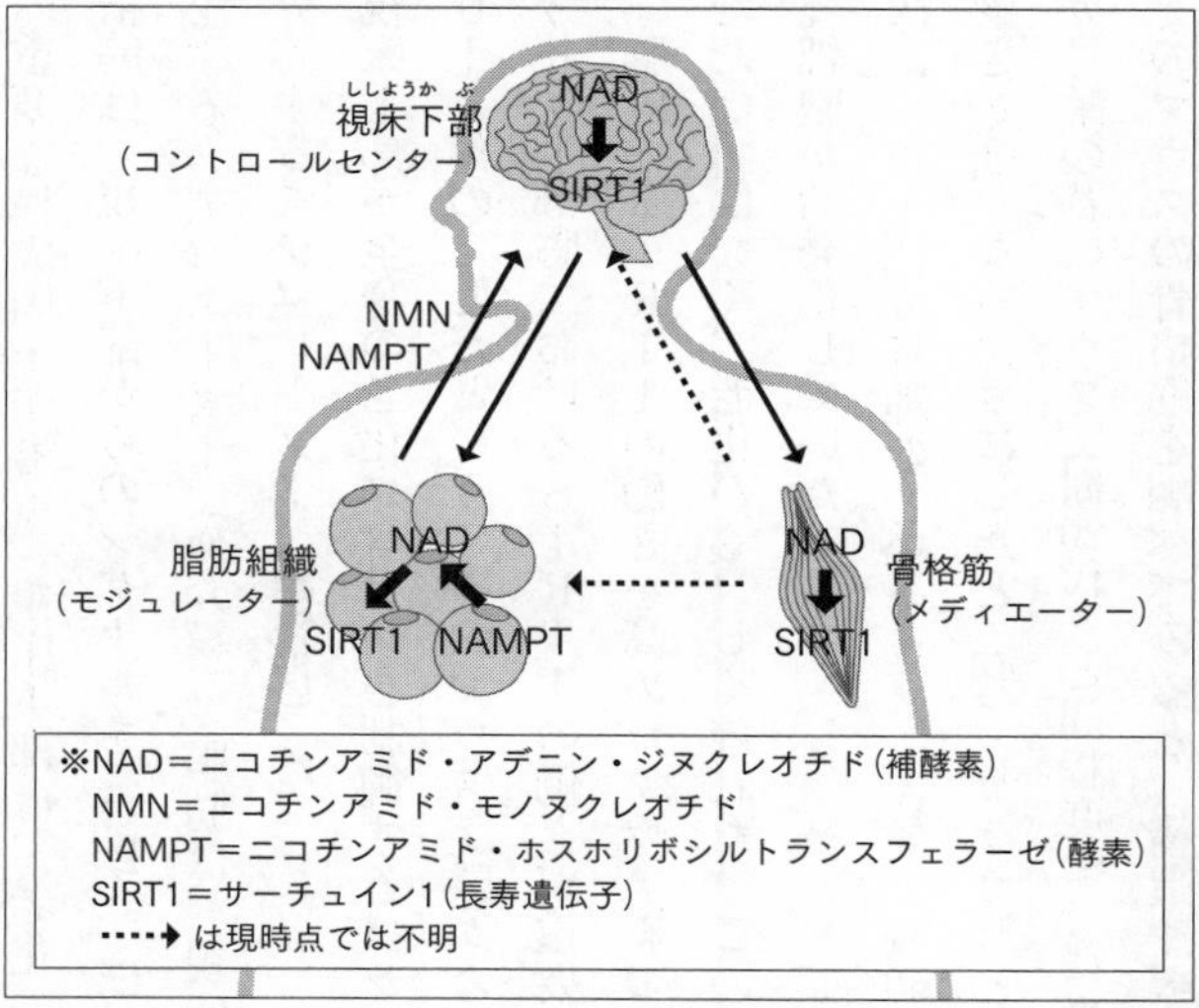

室では『NADワールド』と呼んでいます（上の図表）。これは、私が2009年に提唱した概念です。当初は私の仮説でしたが、現在では老化研究の世界でひとつのコンセンサスになっています」

長生きする体型

NAD（ニコチンアミド・アデニン・ジヌクレオチド）とは、酵素と結合することで酵素の活性を発現させる補《ほ》酵素である。

NADワールドには、「脳の視《し》床《しょう》下《か》部《ぶ》」「骨格筋」「脂肪」の三つの重要な構成因子がある。視床下部は、老化のコントロールセンター（制御役）。骨格筋は、視床下部からのシグナルを受けて、ほかの臓器をコントロールする物質を分泌するメディエーター（仲介役）。脂肪は、視床下部の働きを左右する重要な物質を分泌するモジュレーター（調整役）だ。

視床下部が全身の老化プロセスを制御するコントロールセンターとわかったのは、2013年のことだという。そのマウス実験がなかなかおもしろい。

今井先生は脳におけるSIRT1の働きが重要だと考え、遺伝子の組み換えによって、脳内のSIRT1の働きを高めたマウスをつくった。すると、マウスの寿命が延びただけではなく、老化が著《いちじる》しく遅れた。このマウスの脳を調べると、視床下部の神経細胞が活発化していた。

次に、17〜18カ月齢の老齢マウス（人間なら50〜60代）を視床下部だけSIRT1の働きが強くなるようにしたところ、カラカラとホイールを回す身体活動量が、3〜4カ月齢の若いマウス（同20代）と同程度までに増えたそうだ。

「そのマウスの骨格筋を調べてみると、構造や機能も若い状態に保たれていました。

視床下部から交感神経を通じて、骨格筋にシグナルが送られていたのです。このことから、筋肉が老化して介護が必要になるようなロコモティブシンドロームは、筋肉だけではなく脳も弱ってくることが原因だとわかってきたのです」

NADワールドは、酵素のNAMPT（ニコチンアミド・ホスホリボシルトランスフェラーゼ）がNADを合成して、それをサーチュインが使うという構図になっている。脂肪組織はこのNAMPTを血中に分泌して、NADの中間物質であるNMN（ニコチンアミド・モノヌクレオチド）をつくらせるように働く。

NAMPTは、いわば「不老酵素」なのだ。今井先生や国立長寿医療研究センターなどの研究チームは、マウスを使って血液中にあるこの酵素を分析。加齢で減少することを明らかにした。6カ月齢と18カ月齢のマウスで調べると、メスで3割、オスで7割減っていたのだ。老齢マウスでは、酵素の量が多いほど長く生存する傾向があった。

酵素の量が保たれるようにマウスを遺伝子操作すると、老齢でも身体活動のレベルが1年若くなった。人間だと50代が20代に若返るようなものだという。睡眠の質、学習・記憶力、網膜の細胞の働きなども高く保たれていた。

また、4~6カ月齢のマウスから採取した酵素を、26カ月齢のメスに3カ月間与えると、毛並みもよくなって活動的になり、寿命が16%延びた。人間でいう、健康寿命が延びたのだ。

NMNは野菜などに含まれるビタミンB_3(ナイアシン)を材料にしてつくられ、摂取すると、別の酵素であるNMNATの働きでNADに変換される。

今井先生は、このNMNをマウスに投与したら老化が遅れるのではないかと考え、飲み水に混ぜて1年間投与を続けた。その結果、人間の60代にあたるマウスが40代くらいの状態に保たれていることがわかった。エネルギー代謝の低下や体重増が抑えられたり、インスリンの効《き》きの悪化、骨密度の低下といった老化現象も抑えられたりすることも確認された。

「講演などでよく話すのですが、この不老酵素を減らさないためにも、50~70代の方はダイエットをしないほうがいいと思います」

先生は、やせているより小太りぐらいのほうが長生きするという。その具体的数値を示そう。「ボディマス指数（Body Mass Index＝BMI）」という肥満度を示す指標があり（75ページの図表）、体重（kg）を身長（m）の2乗で割って算出する。この数値が30を超えると、メタボリックシンドロームになって死亡リスクが上がる。逆に20を切ると、感染症にかかりやすくなったり心臓血管系の病気になったりして、やはり死亡リスクが上がる。

では、死亡リスクを最低にするBMIはどのあたりか。

男性は25・0〜26・9、女性は21・0〜22・9となっている（同図表）。つまり、男性も女性も普通体重からすこし多め、すなわち小太りということになる。すこしばかりお腹がふくらんでいたほうが、老化抑制にはよいのだ。今井先生も、「特に病気を持っていないのであれば、小太り状態を保つことをすすめます」といっている。

プロダクティブ・エイジングのすすめ

NADは加齢とともに減少し、さまざまな病気を引き起こす一因となる。

今井先生らは、小腸にNMNを細胞に取り込む運搬役のタンパク質があることを発見。細胞内のNADが減少すると、このタンパク質を増やそうとするメカニズムがあることもわかった。

人間は加齢とともに、食べ物を取り込む力が弱まる。だから、NMNの摂取に加えて、タンパク質によって吸収力を高めることができれば、加齢にともなうさまざまな現象を抑えることが期待できる。今井先生の研究室では、このタンパク質をすでに見つけており、創薬に向けて企業にライセンスが供与されているという。

ちなみに、NMNはすでにサプリメントとして市販されているものもある。しかし、まだ科学的にきちんと検証されていない。現在、日米双方で臨床試験が進められており、早ければ2~3年のうちに抗老化商品として流通するかもしれない。今井先生は、NMNのサプリメントについて、次のように述べている。

「NMNは若返り薬としてセンセーショナルに取り上げられることがありますが、臓器や組織の機能を保ち、老化を遅らせる効果が期待できるということであって、若返るというわけではありません。老化が本格的に始まる前から服用を始めることで、元気に老いることができると考えられます。

BMIと死亡リスク

BMI

BMI	判定
～ 18.5未満	低体重
18.5以上 ～ 25未満	普通体重
25以上 ～ 30未満	肥満(1度)
30以上 ～ 35未満	肥満(2度)
35以上 ～ 40未満	肥満(3度)
40以上 ～	肥満(4度)

(日本肥満学会「肥満症診断基準」より)

死亡リスクとの関連

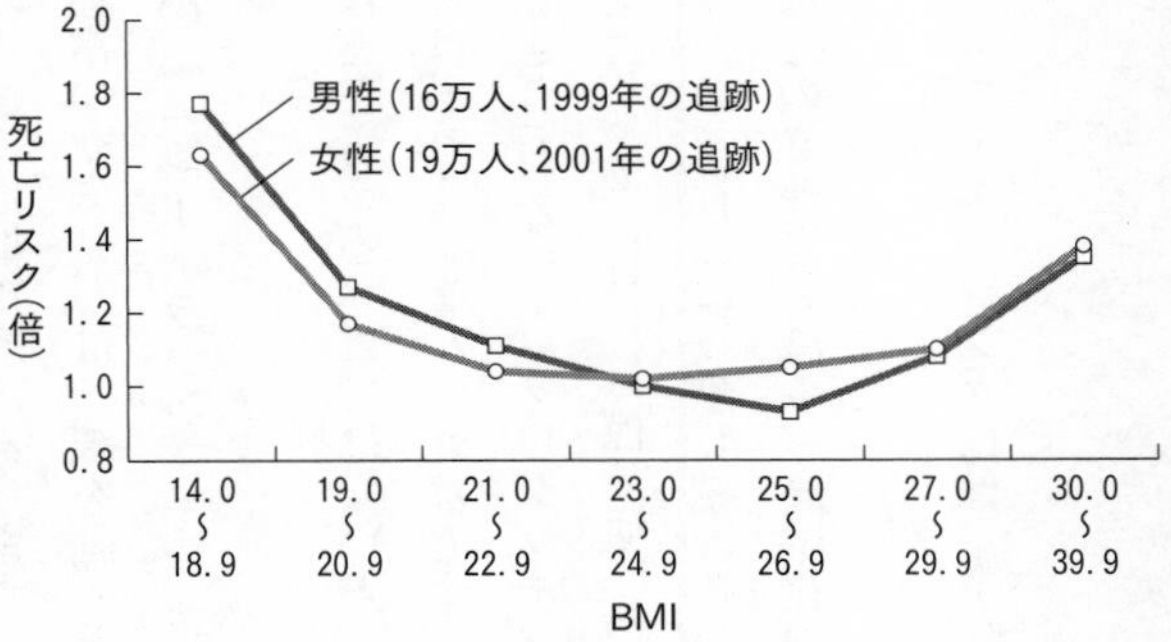

(国立がん研究センター「日本の7つのコホート研究のプール解析」より)

また、ＮＭＮを『サプリ』と呼ぶことには抵抗感があります。ＮＭＮは相当な量の科学的研究に裏づけられており、通常のサプリとは一線を画《かく》すと考えるからです。あえていえば、栄養と医薬品の中間の『ニュートラシューティカルズ（科学的根拠を持つ食品・飲料）』です」

なるほど、老化を止めるサプリなどと考えるべきではないだろう。

「ヒトにおいて不老不死ということはありえません。死は必ず訪れます。しかし、それまでの間、健康な状態を保てるかもしれない。『プロダクティブ・エイジング（生産的老化）』こそ、私の研究のコンセプトであり、目標です。つまり、歳《とし》を取っても健康を保ち、アクティブに生活を楽しみ、社会に貢献し続けることができれば、たとえ社会に高齢者が増えても、介護などの必要性も減り、高齢化の問題は今考えているよりひどくはならないと思います」

そして、今井先生は「プロダクティブ・エイジングには、予防が大事である」と語った。僕は、大いに共感した。

第3章

人間は賢《かしこ》くなる

◉磁覚を身につける

第六感の発見

人間には五つの感覚、すなわち五感《ごかん》（視覚、聴覚、嗅覚、味覚、触覚）が備わっているが、これ以外の新たな感覚が見つかったという。それが磁覚《じかく》（磁気感覚）だ。これは、第六感と呼べるかもしれない。

東京大学とアメリカ・カリフォルニア工科大学などの国際共同研究チームは2019年3月、アメリカの科学専門誌『イー・ニューロ』に「人間が地球の磁気を感じる能力を持っている」と発表した。「地磁気と同等の強度で方向が変化する人工的な磁気刺激を人間に与えたところ、その方向刺激を識別し、異なる反応を示した」という。

そもそも、磁覚とは何か――。

地球は、大きな丸い磁石（地磁気）ということができる。地球の内側は、岩石からなるマントル、外核《がいかく》、内核の3層構造になっている。外核では、鉄などの金属が高温でドロドロに溶けて動き回り、発電機のように電気が起こっている。これが磁石の力を強くし続けているのだ。

そして、磁石の力が溜《た》まったところが、磁場《じば》だ。北極側から出た磁力は地球の周りを通って、南側に集まる。逆に、北側には南極側から出た磁力が集まる。つまり、北側がS極で南側がN極になる。だからコンパス（方位磁針）の針が南北を指すのだ。内核は、高温の固体としての鉄で構成されている。

渡り鳥や回遊魚、鮭、ミツバチなど地磁気を感じるセンサーのような能力を持ち、ナビゲーションに用いる動物は多い。渡り鳥はその能力をコンパスのように使って方位を正確に把握し、地球上を季節に合わせて移動している。これが磁覚だ。

今回、話をうかがった東京大学薬学部の池谷裕二《いけがやゆうじ》教授は2015年、ラットで磁気感覚をつくり出すことに成功している。どのようなものか早速、聞いてみた。

「地磁気センサーをラットの脳に埋め込んで、ラットが頭を北に向けたら、視床下部（次ページの図表）の外側野《がいそくや》（快感を感じる場所）に刺激を与えるようにしました。ラットは、はじめ何をどうしたら快感が得られるのかがわからなくて、ただキョロキョロするばかりでした。しかし、20分ほどすると、北を向いて動かなくなりました。ラットは『こうすればいいんだ』とわかったのでしょうね。その後は餓死をするのではないかと思うほど、じっと北を向いたまま。まるで、羅針盤です」

次に、ラットを目が見えない状態にして、北を向いたら右側の視覚野《しかくや》（脳内で視覚に直接関係する部分。目からの情報が最初に届く）、南を向いたら左側の視覚野を刺激するようにした。そして、ラットを迷路に入れて餌を探させた。

目が見えていれば、最初は1分くらいかかっていても、そのうちに20秒ほどで餌を取れるようになる。目が見えないと、通常ではまったく取れない。ところが、地磁気センサーをつけていると、目が見えているのと同じように餌が取れるようになった。つまり、人工的に磁気感覚をつくり出したわけだ。

「これって、視覚障害の方にも役立てることができるのではないですか」

脳の構造

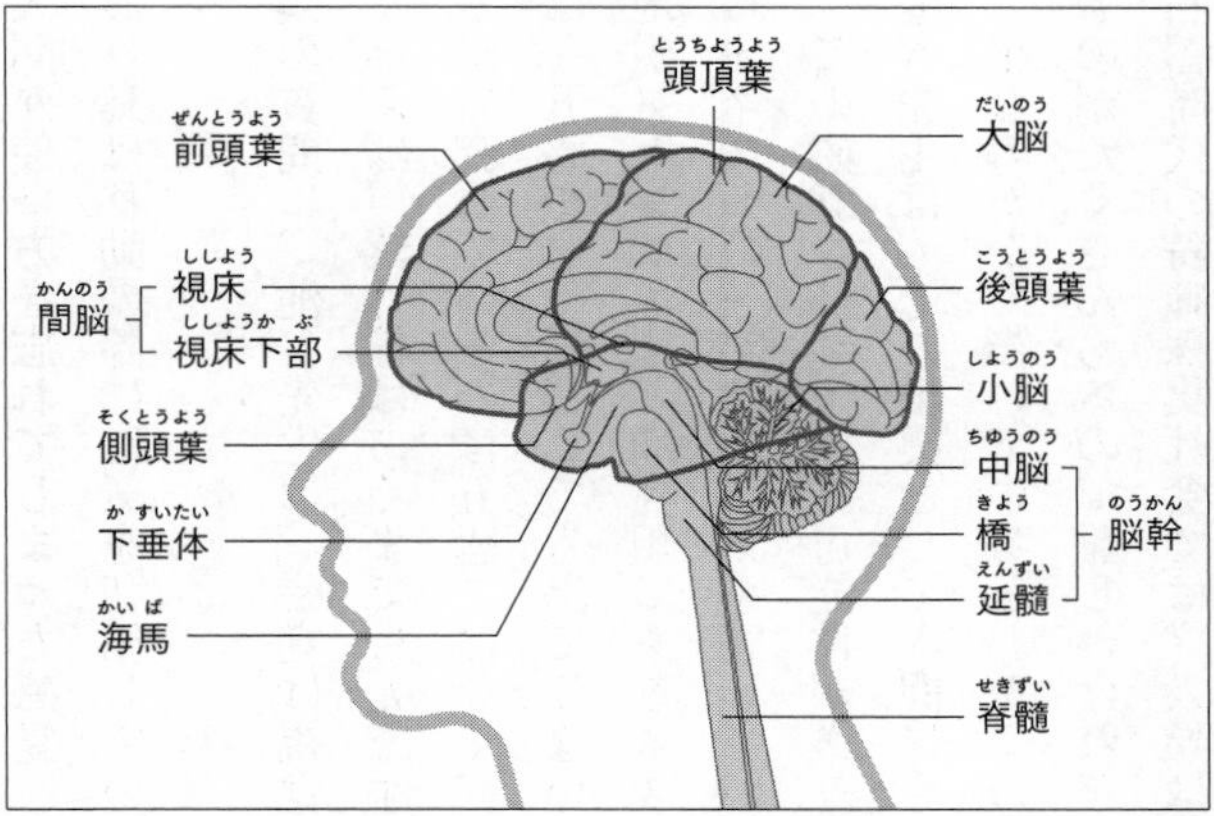

「そうですね。杖にボタンをつけて、ボタンを押すと振動などで方角を教えるみたいなことはできるかもしれません」

「スマホやアップルウォッチでもいけるかもしれませんね。ところで、これも薬学系の研究なのですか」

「はい、れっきとした薬学です。正式には『電気薬学』と呼びます。たとえば、心臓のペースメーカーは化合物としての薬ではありませんが、患者さんを助けますし、パーキンソン病の患者さんの脳に電極を埋め込んで刺激を続けると症状が改善しますね。これも治療です」

人間が使い方を忘れてしまった感覚

「渡り鳥は移動の際に磁気を利用していますし、紫外線が見える動物もいるそうですね」

僕の質問に、池谷先生は「磁覚は視覚とは違います」と答えた。

「たとえば、紫外線はあくまでも光です。これを感じるのは視覚の延長線上です。私たちが研究しているのは五感ではなく、地磁気などの『新しい感覚』なのです。地磁気は、五感をどう延長しても出てこない、新奇なモダリティ（手段）です。

地磁気センサーは、哺乳類であるネズミも持っています。デバネズミなど、地中で暮らすネズミの一部は地磁気を感じていることがわかっています。哺乳類のほとんどが、この磁覚を持っている可能性があります」

池谷先生は、その根拠として人間にも地磁気を感じる人がいることを挙げる。きわめて稀《まれ》なのだが、歩いているとわかるのだという。都会で生活していると地磁気を乱すものがたくさんあるので難しいけれど、自然の中だとそれが感じられるそうだ。

「石器時代の狩猟採集社会では、人類はその感覚を使っていたかもしれません。それが農耕社会に入ると使わなくなり、1万年以上を経過して、磁覚の使い方を忘れてしまったのではないでしょうか。人間が磁覚を持っているなら、そしてそれが現代では宝の持ち腐《ぐさ》れになっているのなら、その隠れた能力を呼び覚まそうというのが、私たちが進めている『池谷脳創発プロジェクト』です」

具体的にはどのような研究に取り組んでいくのかを尋ねたところ、先生が自分を実験台にして、磁気感覚の活性化を試したいというのには驚いた。

「私たちは、脳のポテンシャルをすべて使い切っていないと思います。だとしたら、眠った才能を活用してみたい。私は磁気感覚があるとしたら、脳幹《のうかん》の中脳《ちゅうのう》（81ページの図表）にある上丘《じょうきゅう》ではないかと推測しています。

上丘を活性化することで、地磁気センサーの感度を高められるのではないか。強い地磁気を頭に当てながら光フラッシュを使うことで、磁気とはこういうものだということを脳に教え込めば、弱い地磁気さえも感じ取れるようになると考えています。私も、感じ取れるようになりたいですね」

僕は脳への刺激にとても興味があり、人間は脳を活用することで新しい感覚が身につけられると思っている。いわば「人間の感覚の拡張」だ。

池谷先生は、ラジオ波（高周波）を視覚情報に入れたら、壁の向こう側にいる人を見ることも可能だという。ラジオ波は波長が長く、コンクリートの壁をすり抜ける。ということは、ラジオ波を視覚情報に入れることができれば、壁の向こう側にいる人が見えるようになる。実際、それくらいの研究は現在の技術で十分に可能なのだそうだ。

顔と名前が一致しないのは病気かもしれない

池谷先生は脳の研究を始めたことで、自分の疾患がわかったという。それは、生まれながらにして人の顔がうまく認識できない先天性相貌失認《そうぼうしつにん》（＝失顔症《しつがんしょう》。以下、相貌失認）だ。

相貌失認は100人に2～3人の割合で存在し、ハリウッドスターのブラッド・ピットがカミングアウトしたことで広く知られるようになった。具体的な症状は、一度会った人と次に会った時、顔が一致しないことだ。名前や前回話した内容は覚えていても、顔だけがわからない。目や鼻などのパーツや輪郭《りんかく》は識別できるので、顔を全体として見る統合機能の障害と考えられている。脳内の顔を識別する回路がうまく働かないのだ。

池谷先生は、自分が相貌失認だとわかるまでは、ほかの人も自分と同じように見えているものと思っていた。

「私は小学生の頃、新学期がスタートして夏休み直前になっても、同級生の顔と名前が一致しませんでした。自分は人の顔を覚えるのが遅いのだろうと思っていました。でも、脳の研究を始めてから、このような疾患があることを知ったのです。これは遺伝性で、私の父もそうでした。

これは、なかなか理解してもらえないのですが、たとえば、手だけを見て人を識別するのは難しいですが、10回も20回も見ていれば、手を見ただけで人を識別できるようになります。それと同じことが相貌失認の人には起こっていると、想像していただければいいと思います。ですから、個性的な眼鏡をかけていたり、薄毛だったりするなど特徴があればわかりやすくなります」

「かっこいいとか、美人はどうですか」

「美形か否《いな》かはわかるのですけど、美人はみんな同じように見えてしまいます（笑）。美人の定義が理想とされるプロトタイプにどれだけ似ているかとすれば、美人はそっくりさんどうしで覚えにくいのです。ですから、相手のプライドを傷つけてしまう恐れがあります」

人間は、他人の感覚を理解することが難しいのかもしれない。たとえば、色覚マイノリティ（異常）の人は男性で20人に1人、女性は500人に1人の割合で存在する。目には赤、緑、青に敏感な3種類の視細胞があり、色覚異常はこの3種類の視細胞のうちのどれかが足りなかったり、十分に機能しなかったりすると起こる。

男女で割合が異なるのは、性染色体の数が男女で違うことによるものだ。赤と緑の色のセンサー遺伝子はX染色体にある。女性の染色体はXXであり、X染色体を2本持っているため、色のセンサー遺伝子も二つずつある。片方の遺伝子が正常であれば、赤と緑が見分けられる。ところが、男性の染色体はXYだから、X染色体が1本しかない。そのひとつがだめになると、色覚マイノリティになるのだ。

ちなみに、青のセンサー遺伝子は別の染色体にある。青の視細胞の機能が先天的に失われている人は男女に関係なく、数万人に1人といわれている。

興味深いのは、遺伝子によって吸収しやすい波長が違うことだ。同じ赤でも人によって感じる赤は違う。だから、女性はX染色体が2本あることで、波長の違う赤を2色感じ取ることができる。緑も同じだ。赤と緑を2色ずつに青と5色も感じることができるのだから、女性は色覚に敏感になるのだ。男にはわからない世界である。

視覚だけでなく、嗅覚。つまり、匂いも人によって感じ方が異なる。池谷先生は、パクチー（＝香菜《シャンツァイ》、コリアンダー）はカメムシの匂いがするという。

「実は、カメムシの匂いと感じる人は3割ほど存在します。カメムシとパクチーの匂いは物質が違うのですが、遺伝子の変化によって同じ匂いとして受容してしまう人がいるのです」

カメムシの匂いは排泄物の臭いに近いが、先生もそのように感じるという。

「ですから、パクチーが食べられない人は排泄物の臭いを感じ取っているのです。でも、私はパクチーが大好きです。納豆や鮒《ふな》ずしのイメージで食べています。よくパクチーを『さわやかな清涼感たっぷりの野菜』というけれど、私にはどうもわからない(笑)」

「僕は、清涼感たっぷりの野菜の感覚ですけれど」

「顔も色も味もそうですけれど、世の中には感じる人もいれば感じない人もいる。結局、自分の感覚が本当に他人と共有されているかどうかはわからないのです」

アルツハイマー病は50歳でわかる!

ここから、話は脳つながりでパーキンソン病とアルツハイマー病に変わった。

パーキンソン病は、脳の黒質《こくしつ》の神経細胞が死んでしまう病気だ。まだ、正確にはわかっていないが、シヌクレインというタンパク質が溜《た》まることで起こると考えられている。まず、体がスムーズに動かなくなり、初期症状としては手が震《ふる》えて物が持てなくなり、やる気が出なくなる。

それに対して、大脳皮質《だいのうひしつ》の神経細胞が減少して大脳が萎縮するのがアルツハイマー病だ。具体的には、記憶ができなくなっていく。アルツハイマー病は、アミロイドβ

というタンパク質の凝集が原因だ。アルツハイマー病は近年、免疫細胞を活性化させることで、溜まったアミロイドβを除去できることがわかってきた（アミロイドβ免疫療法）。アミロイドβは30代、40代から溜まり始める。

アミロイドβの凝集度は、がん検査で使われるＰＥＴ《ペット》（陽電子放出断層撮影）で頭部を調べればわかる。だから、50歳くらいで検査をすれば、たとえば「80歳で発症しますよ」などと危険率が推定できる。この時点で、アミロイドβを除去する薬を服用し始めれば発症しないと考えられており、薬剤の開発も進んでいる。

池谷先生は「パーキンソン病の研究はまだまだですが、アルツハイマー病の予防はいよいよという気配があります」という。期待して待ちたい。

◉相手の考えを読む

「ものを見て、ものを思い出す」仕組み

「脳に電極を埋め込めないですかね」

「えっ、どういうことですか。堀江さんがこれまでお持ちでなかった、新たな感覚を手に入れたいということですか」

神経科学者の竹田真己《たけだまさき》先生（現・高知工科大学総合研究所脳コミュニケーション研究センター特任教授）へのインタビューは、こんなやりとりから始まった。

２０１８年11月、竹田先生ら共同研究グループは「ものを見て、ものを思い出す」記憶メカニズムを、イギリスの科学誌『ネイチャー コミュニケーションズ』に発表した。

サルに2枚1組の対《つい》になった図形を学習させ、ある図形を見せた時に、対《つい》の図形を思い出すように訓練した。そして、サルの脳に電極を埋め込み、側頭葉《そくとうよう》（81ページの図表）の「36野《や》」と「TE野《や》」と呼ばれる、二つの領域の神経活動を同時計測した。側頭葉は記憶をつかさどる領域であり、ここには記憶の記銘《きめい》（覚える）や想起《そうき》（想い出す）の際に活動する神経細胞が多く存在している。

その結果、図形を見せた直後は36野が活発になり、TE野の「浅い層」に信号が流れた。対となる図形を思い出す際には、36野からTE野の「深い層」に信号が流れていた。この神経回路の切り替えがうまくいかないサルは、正しく図形を思い出すことができないことも明らかになった。

これによって、サルがあるものを見て、関連するものを思い出す時に側頭葉の神経回路が大脳の皮質層レベルで切り替わることがはじめてわかった。つまり、「ものを見て、ものを思い出す」記憶メカニズムが明らかになったのだ。これは、記憶障害の予防や治療に役立つと期待されている。

記憶のメカニズム

竹田先生によると、脳の構造やシステムは複雑で、ほとんど解明されていないという。その基本的なメカニズムは、大脳辺縁系《へんえんけい》にある海馬《かいば》（記憶をつかさどる。81ページの図表）が記憶の役割を担う。コンピュータにたとえるなら、海馬はＲＡＭ（ランダムアクセスメモリー）のようなものだ。

記憶は感覚器官が受け取った刺激（感覚記憶）に、意識が向けられることで保持される。そして、「感覚記憶」「短期記憶」「長期記憶」の三つに分類される。

短期記憶は海馬にとどまり、長期記憶は新皮質に貯蔵される。短期記憶とは、秒単位の時間しか保持されない記憶のことで、一度に保持される情報量に限界がある。長期記憶は、数十年も記憶することができ、情報量に制限はない。短期記憶は復唱することで忘却を防いだり、長期記憶に転送したりできる。また、短期記憶が新皮質に移って長期記憶になる。

この「移る」という現象はわかっているのだが、短期記憶がどのようにして海馬から新皮質に移るかはわかっていない。そもそも、短期記憶が海馬にあって長期記憶が新皮質にあるということも完全には証明されていない。

竹田先生が取り組む研究は、短期記憶から長期記憶に移ったあとにものの記憶がどのようなサーキット（回路）で蓄《たくわ》えられていくかというものだ。脳は階層的な構造になっており、低次の領域から高次の領域まである。簡単にいえば、情報処理が進む順番だ。

たとえば視覚の場合、最初に眼球の網膜に情報が入る。ここが一番低次だ。次に視神経を通り、頭のうしろにあるV1（一次視覚野）に到達する。そこから耳のうしろあたりを通ってV2（二次視覚野）、V4（四次視覚野）、側頭葉のTE野へと流れていく。流れの先に行くほど、高次の領域になる。

高次の領域になればなるほど、処理はどんどん抽象化される。網膜では光っているかどうかを、V1ではその光がつながって線があるかどうか、線がどういう傾《かたむ》きかを判断する。さらに先に行くと、それがコップなのか人の顔なのかなど具体的に処理する。視覚的な記憶を思い出すには、これとは逆に高次の記憶から低次の記憶へと情報が流れるわけだ。この「情報が流れる」とはどういうことか。

「堀江さんがコップで水を飲んだ記憶を思い出そうとする場合、ラフにいうと、TE野にコップそのものの記憶が蓄えられています。このTE野が活動することが、記憶を思い出すということです。

ただし、TE野は単体では活動できません。その活動のスイッチを押すのが、ひとつ上流の36野です。36野には『コップと水という概念は組になっているよ』といった、記憶の連合のような抽象的な事柄が蓄えられています。36野もどこかからトリガー（命令）されていると思います。

ですから、36野がどこからの、どのような刺激によって活性化されているのかをどんどんさかのぼって調べていきたい。このようにして調べていくことで、神経回路の研究が進んでいくと思います」

脳のことがわかるのは200年後!?

僕が希望した、脳に電極を埋め込むというのは、どうも簡単にはいかないようだ。

「脳の情報を読み出すことはかなりできていますが、外部の情報を脳に入れ込む研究は進んでいません。たとえば、人と人との間で脳を光ファイバーでリンクさせて、テレパシーのようなことをしたとすると、片方が考えていることを読み出すのはすぐにできるかもしれませんが、それを相手の脳に正確に移すことは難しいのです」

脳の仕組みも神経回路も複雑で、僕の願いが実現できるとしたらずいぶん先のことだという。なぜ、脳の仕組みは難しいのだろう。

「神様に聞いてみたいですね（笑）。たとえば、ドーパミン（快楽、意欲、学習などにかかわる神経伝達物質）を出す仕組みに関係しているタンパク質は何十種類もあります。さらに、そのタンパク質をつくる遺伝子も山ほど関与しています。何がどう噛《か》み合って何が起きているのか、ひとつずつ丹念に調べないといけません。今、すこしずつわかってきていますが、全体像まではわかっていないのが実情です。

もしかすると、２００年後に天才が現われて、脳に関する単一の原理を導き出すかもしれません。『ああ、２００年前の研究者が一生懸命にやっていたけれど、実はこんなに単純だったのだ』と。でも、今は誰もわからないから、自分ができる範囲のことをコツコツやるしかないのです」

脳の研究は、息の長い仕事なのだ。竹田先生は記憶の研究をしているが、記憶だけがおもしろいと思っているのではなく、脳内のメカニズムをすこしでも知るために、記憶というテーマを選んでいるという。

「脳は飛び抜けておもしろい。脳の研究をしないのであれば、あとは何をやっても変わらないと思うくらいです。テクノロジーが発達したおかげで、数年前はできなかったことが、どんどんできるようになってきている。今はそういう時代です」

研究成果をお金に換える

現在、日本の自然科学は毎年のようにノーベル賞受賞者を輩出し、世界で存在感を増している。しかし、将来は日本人受賞者が出なくなるのではと危《あや》ぶむ声もある。

たとえば、高い能力を持つ学生が博士課程に進むことを躊躇《ちゆうちよ》するなど、若手研究者が不足している。その背景にあるのが、国から大学に配られる運営費交付金だ。国立大学が独立法人化された2004年以降、減額され続けている。それにともない、若手研究者の正規雇用も減少している。

いっぽう、研究者から研究計画を募《つの》り、審査を経て交付する文部科学省の競争的資金は増加傾向にあり、一部の有力大学に偏在している。この競争的資金を獲得するために、研究者は目先の成果を得やすい研究に流れ、長期的研究が難しくなっている。こうした人材とお金の面で、大学の研究活力が低下しているのだ。僕は、基礎研究が飛躍的に進む条件をうかがった。

「マンパワーですか、それとも予算ですか」

「両方です。第一はマンパワーですが、マンパワーを得るためには予算がいります」

基礎研究は、景気に左右される傾向がある。景気が悪いと国の予算が削減されるし、政府の方針で応用研究が大事となると、ますます基礎研究がないがしろにされる。竹田先生によると、基礎研究に費《つい》やされるマンパワーも予算もすごいのが中国だという。

「恐ろしいほどのお金が投入されていて、世界中から一流の研究者を引き抜き、研究所をどんどん建てています。これまで、科学研究は日本がアジアでトップでしたが、そろそろ中国に追い抜かれると思います。私は、自分が行なっている記憶の研究にかぎらず、日本での基礎研究をもっと盛んにしたいと思っています」

基礎研究を活発にするには、僕はマネタイズ（収益化）が必要だと考えている。大学の研究には、マネタイズできる部分がけっこうある。研究所や大学自体が、研究成果をお金に換えていくために、それらの部門を強化すべきだ。日本の基礎研究には投資の対象になるシーズはあるけれど、情報がまったく発信されていない。そういうところが、ぬるいのだ。

また、日本のIT企業の経営者には科学技術に詳しくない人が多い。だから、情報が発信されていないと、何がすごいのか余計にわからない。お金をたくさん持っていても、科学技術の発展に寄与しようという考えがない。

2008年、アメリカ・ボストン大学の下村《しもむら》脩《おさむ》名誉教授（故人）が「緑色蛍光タンパク質（GFP）の発見と応用」でノーベル化学賞を受賞した。緑色蛍光タンパク質は、オワンクラゲが持つ緑色に光るタンパク質である。もともとは、「クラゲはなぜ光るのか」を研究するなかで見つかった。まさに、基礎研究中の基礎研究だ。今では医学や生物学の研究のために世界中で使われており、巨額のマネーを生むツールになっている。基礎研究には、このような博打《ばくち》的要素があるのだ。

竹田先生は、若手研究者を取り巻く環境の悪化と、基礎研究費が低迷する現状を憂慮している。

「基礎研究は、何が大きく化けるかわかりません。だから、将来的にものになるかわからなくても、国の予算を広く分散して、先行的に投資していくことが必要だと思います。たとえば、1万件ばらまいて、そのうちひとつでも芽が出れば、すべての投資金額は回収できるというように」

僕は、国という枠組みが長期投資に合わなくなってきていると思っている。基礎研究は国を超えた人類共通の知的財産だ、それを支えるには、国ではない別の枠組みが必要だと思う。

たとえば、伝説の大富豪ハワード・ヒューズが設立した、アメリカのハワード・ヒューズ医学研究所（HHMI）は、世界中の優秀な研究者に多額の研究費を出している。いわゆるパトロンだ。ここからは、ノーベル賞級の研究が次々に生まれている。日本にも、このような研究所が生まれないだろうか。

◉記憶を書き換える

過去は変えられる

僕は、なぜわれわれは存在しているのか、あるいは存在していると思い込んでいるのかに興味がある。

「哲学的な問いかけですね。自分は生まれてからずっと存在している、自分は自分であるということは、誰もがあたりまえだと思っている。堀江さんも、生まれた時から四十数年ほどの連続した記憶があるから、アイデンティティ（自己同一性）を保てるわけです。

しかし、もし人工的に記憶を埋め込むことができるようになると、堀江さんの今の記憶は5分前に僕が埋め込んだものかもしれないですよ（笑）。そう考えると、自分が存在していると思っているこの世界は、『架空の世界』かもしれません」

このように語るのは、富山大学大学院医学薬学研究部の井ノ口《いのくち》馨《かおる》教授。井ノ口先生も高校生の頃から「人間とはなんだろう」「自分とは何者か」などという根源的な問いを心に抱いていたそうだ。その問いを明らかにしようと学究の道を歩み、記憶の研究に至っている。

井ノ口先生らの共同研究グループは２０１５年、マウスを使った実験で、脳にある二つの違った記憶を人為的に組み合わせて、新しい記憶をつくることに成功した。

丸い部屋に入れたマウスをしばらくしてから四角い部屋に移し替え、ただちに脚《あし》に電気ショックを与えて、すぐに出す。マウスには「丸い部屋にいた」という記憶と「どこかに入れられて脚に電気ショックを受けた」という記憶が残る。翌日、マウスの海馬に青いレーザー光を２分ほどあて（103ページの写真）、丸い部屋に入れた。すると、マウスは電気ショックの恐怖から固まってしまったそうだ。

レーザー光の照射には、「丸い部屋」と「電気ショック」の両方の記憶がフラッシュバックするようしかけられていたのだ。そして二つの記憶が関連づけられ、一方を思い出すともう一方も想起されるようになった。こうして、本来なかったはずの「丸い部屋での電気ショック」の記憶がつくられた。つまり、マウスの過去を変えてしまった。

井ノ口先生らは別の実験で、一度つながった記憶をふたたび切り離すことにも成功している。これらの研究は、認知症の予防やＰＴＳＤ（心的外傷後ストレス障害）の治療につながることを期待されている。

記憶も変えられる

僕が思うに、恋愛で相手に思いを募《つの》らせている時は、その人のことが脳内でループしているようなものだ。

うまくいかないと、こんなに好きなのになぜだめなのかと思う。結局はあきらめるのだが、10年後くらいに会うと「なんで、あの時はあんなに夢中だったのだろう」と不思議に思うことがある。これは、どういうことなのだろう。井ノ口先生に聞いてみた。

マウスの記憶を変える

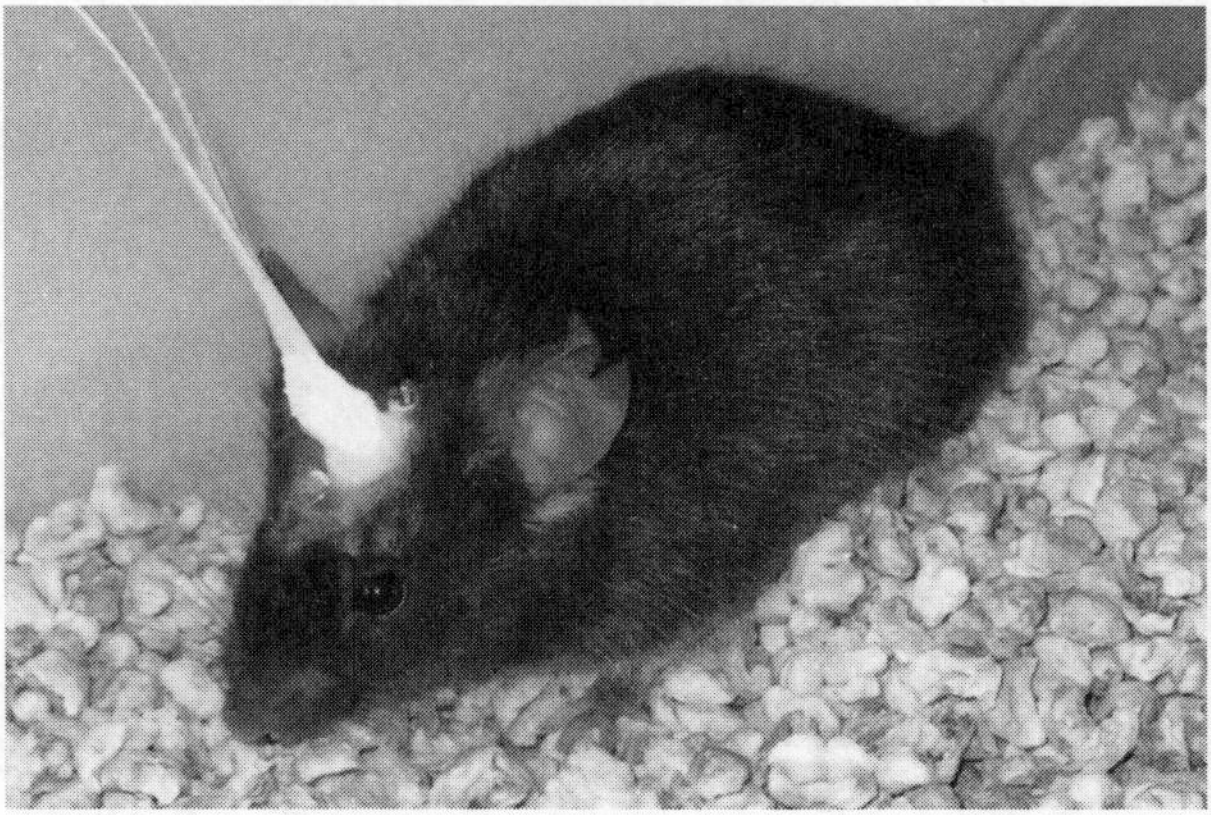

マウスの脳にレーザー光をあてると、二つの記憶が結びついた

「過去を振り返って『あの時は夢の中にいた』という感覚は確かに存在します。脳にはひとつの記憶をどんどん強化していく機能＝フィードフォワード・ループ（未来に向けた行動・解決策）がありますから、恋愛中はこれが働いているのかもしれません。

脳は、生存のために発達したものですから、ある場所で危険な目に遭《あ》うと、その場所だけではなく、似たような状況はすべて危険だと思うようになります。経験を強化していくわけです。生物は、進化の過程でこのメカニズムを獲得してきました。人を好きになるということも、同じようなことが起きていると考えられます」

「自我は、記憶の積み重ねによる思い込みで形成されていると考えていいでしょうか」

「はい、いいと思います。ただ、その思い込みがどこまで本当の記憶で、どこまでがバーチャルなのかはわかりませんよね。私たちが記憶といっているものは、少なくとも実際に体験している出来事ですが、そこに体験していないものを記憶として植えつけることができたら、それはバーチャルです」

井ノ口先生らの研究は、マウスに記憶を植えつけたものだが、本当に体験したことだと、マウスは思っているはずだという。

バーチャルを本当だと思い込む経験は、僕にもある。2006年、証券取引法違反で勾留されていた時、いわゆる「偽メール事件」に巻き込まれた。民主党の代議士が「堀江が部下に、自民党幹事長の次男への3000万円の振り込みを指示したメールがある」と、国会で取り上げた。

僕はメールを送っていないのだから、なんの心配もないはずだ。ところが、拘置所の極限状態に置かれると、自分すら疑うようになってくる。「絶対にしていないけれど、もしかしたら……」「酔っぱらっていてまちがって送ったのかな」などと考えてしまうのだ。

メールのプリントアウトを確認させてもらったところ、僕が絶対にしないような表現が含まれていた。僕は「こんな表現はしません」と訴えたのだが、検察は僕が送った何万通ものメールの中から、1通だけ似たような表現をしているメールを見つけてきた。僕は「もしかしたら」と、また不安に駆られてしまった。結局、東京地検が「当該メールやそうした事実は把握していない」という異例のコメントを発表して、事件は収束した。このように、記憶とは曖昧《あいまい》なものなのだ。

妄想とひらめき

「記憶とは曖昧なものですし、書き換えも可能です。このようにいうと悪く聞こえますが、記憶が曖昧なことや書き換えられることは、アイデンティティをつくるうえでとても大事なことです」

井ノ口先生によると、僕たちはしばしば記憶を書き換えているという。たとえば、鎌倉幕府の成立年。かつては「１１９２年《イイクニ》つくろう」と教えられたが、現在は「１１８５年《イイハコ》つくろう」に変わっている。この修正を知れば、１１９２年で覚えた人たちも１１８５年に改めることができる。もし記憶を書き換えられなかったら、その事実を知っても、いつまでも１１９２年と思い続けることになる。僕たちは、自然に記憶を書き換えているのだ。

このように、人間には記憶を書き換えられる能力があるから、その負《ふ》の側面として記憶が曖昧になってしまうそうだ。ということは、僕たちの自我は曖昧なものから生まれていることになる。

「ええ、自我なんていい加減なものですよ」

先生は笑っていう。

曖昧な記憶から生まれているものに、妄想がある。脳内の無関係な記憶が結びついてつくられた、バーチャルなストーリーが妄想だ。けっして無《む》から生み出されたわけではなく、さまざまな記憶の断片を適当につなげている。だから、荒唐無稽《こうとうむけい》なことが多い。夢も同じだ。脳はふだんから無意識に妄想しているのだ。

ファンクショナルＭＲＩ（＝ｆＭＲＩ。血流反応などを見る磁気共鳴機能画像法）を使うと、話をしたり考えごとをしたりしている時、そのことに使われる脳の領域が盛んに活動しているのがわかるそうだ。その時、ほかの領域の活動は抑えられている。逆にぼーっとしている時は、意識して行なっている時に活動している脳の領域が抑えられ、ほかのなんだかわからない領域が、やたら活動しているという。

なるほど、ぼーっとしていても脳は活動しているわけか。

「ひらめきって、一生懸命に考えている時にはあまり出てきませんね。ひらめくのは、満員電車に乗っている時、お風呂に入っている時、朝起きてぼーっとしている時などが多くありませんか。私の場合、朝ぼーっとしていると、ずっと考えていた問題の解決策や、悩んでいた研究のアイデアが出てくることがあります。

人間はぼーっとしている時、無意識に脳内のさまざまな情報が勝手に連合されたり、離れたりしているようです。この無意識の時に、一生懸命に考えていた問題を掘り起こして、全然関係ない情報を照らし合わせているのだと思います」

泥酔して記憶を失う理由

では、無意識とは何か――。

「それは『意識が何か』という問題でもありますね。堀江さんは意識とはなんだと思いますか」

「グルグル回る回路のようなものだと思います」

「それが記憶をベースにしたものなら、私も同様に考えています。結局、意識は過去の体験。つまり、『記憶の集大成』です」

その例証として、先生はある実験を挙げた。2枚1組の異性の写真を見せて、どちらが好みかを瞬時にスイッチボタンを押して選択させる。この時の被験者の脳活動をfMRIで解析したところ、「決めた」とボタンを押す1秒くらい前に、ディシジョンメーキングに関係する脳領域の活動が明らかになった。意識に上がってくるすこし前に、すでに脳が決断しているわけだ。ということは、その1秒前の超短期記憶を「意識」ということもできる。そうなると、意識は全部記憶で説明できてしまう。

先生は無意識も記憶だといい、無意識の時の脳の活動は記憶を照合しているだけだと考えられている。では、泥酔している時はどうなのだろう。

泥酔している時のことはよく覚えていないが、意識はあって話をしている。その内容が記憶から消えるのはなぜか。これまで考えたことがなかったけれど、おもしろい脳の話に知的興奮を覚えたので、ぜひ聞きたくなった。

「それは、長期記憶にならないからです。脳は長期記憶をする時、その記憶にかかわったニューロン（神経細胞）内でタンパク質の合成が行なわれ、シナプス（神経細胞間の接合部分）に溜《た》まっていきます。

ある記憶をした時、その記憶にかかわった神経細胞間のシナプスの伝達が強くなります。シナプスの伝達を強くするために、タンパク質を合成しているわけです。逆にいえば、タンパク質の合成を止めると、記憶してもすぐに忘れてしまいます。アルコールを摂取すると、タンパク質合成の機能が落ちる。だから、泥酔して話したことは短期記憶として直後は覚えているけれども、翌朝になると忘れてしまうわけです」

ということは、ある記憶を思い出している時に、タンパク質合成を阻害すると、その記憶は弱くなることになる。これは、マウスを用いた実験で立証されている。

マウスにある強烈な恐怖を与えると、その恐怖記憶は1回の体験でも一生憶えている。しかし、その恐怖体験をもう一度思い出した時に、マウスの脳内でのタンパク質合成を抑えると、その恐怖体験を忘れてしまう。

人間でも、以前にトラウマになるような強烈な記憶があった場合、その記憶を思い出している時にタンパク質合成を阻害すれば、その記憶は薄れる。これは、PTSDの治療に役立つように思えるが、人間の場合は難しいそうだ。なぜなら、患者さんがその記憶を思い出すのを嫌がるからだ。

人間は酒を飲むと、愚痴《ぐち》が多くなる。僕たちは、自然と忘却効果を使っているのかもしれない。

井ノ口先生がいうには、僕たちは古い記憶を不安定にして、もう一度、脳の中に再固定化させることを行なっているそうだ。古い記憶があり、その記憶と関連した体験をした場合、新しい内容の記憶につくり替えていくのだが、その時に古い記憶ががっちりしていたら結びつかないので、一度不安定にしておいて、新しい記憶と連合させて固定化するという。

「研究者の立場からすると、『記憶はしっかりしている。なぜなら、脳の中に物理的証拠があるからだ』と思っていたのですが、人工的に記憶を自由につくれたり壊したりできるということは、記憶や、記憶に立脚した自我ってはたしてきちんとしたものなのかなと思ってしまいます」

脳はまだまだわからないことだらけだ。だからこそおもしろいし、今後大きく変わる可能性を秘めていると思う。

◉脳のダメージを修復する

脳は再生できるか

これまで、脳は再生しないといわれてきた。ところが、1998年に再生医学・神経科学の第一人者、岡野栄之《おかのひでゆき》大阪大学医学部教授（現・慶應義塾大学医学部教授）が、はじめて脳の中で分裂する神経幹細胞を見つけた。これが契機となり、世界中で研究が始まった。

最近では、小さな脳梗塞は気づかないうちに治っていることがわかってきた。しかし、大きな脳梗塞になると再生機能が十分に働かないため、医学書などでは今も「脳は再生しない」と書かれている。

しかし、その脳の再生を目指しているのが、再生細胞医薬品SB623。具体的には、外傷性脳損傷の患者さんの脳にＳＢ623を入れると、さまざまなタンパク質が分泌され、患者さん自身が持っている再生機能を引き出す仕組みだ。

開発したのは、ベンチャー企業のサンバイオ㈱。森敬太《もりけいた》代表取締役社長が２００１年に、東京大学農学部の同級生と２人で、「バイオ関連で何かおもしろいことやろうぜ」と立ち上げた会社だ。その数カ月後、岡野教授の協力を得られることになったので、「それなら、脳の再生医療をやろう」と現在に至っている。

再生細胞医薬品とは、細胞を薬のように活用して、患者さん自身が持っている再生プロセスを引き出し、その機能を再生させる効能を持つものだ。

移植は、大きくは自家《じか》移植と他家《たか》移植に分けられる。自家移植は、患者さんの細胞を処理して戻す治療法である。細胞処理に手間と時間がかかり、費用が高額化する。

他家移植は、健康な細胞提供者（ドナー）から採取した細胞を大量に培養し、それを患者さんに投与する治療法だ。こちらは量産化によるコスト削減が可能であり、備蓄できることで便益性も高い。

ＳＢ623は他家移植だ。健康ドナーの骨髄液《こつずいえき》から採取した細胞を大量に培養して、均質な製品にしたあと、凍結保存した状態で病院に搬送。病院では、必要に応じて融解して患者さんに投与する。

脳の再生のメカニズムについて、森さんにうかがった。

「再生医療には二つの方法があります。ひとつは、入れた細胞が神経になったり心臓になったりする『細胞置換型』。もうひとつが、投与した細胞が分泌するタンパク質などの栄養因子が、患者さんの細胞に働きかけて再生能力を引き出し、細胞の修復を促《うなが》す『栄養因子型』です。僕らが行なっているのは後者です」

タンパク質は、生命活動を支えるもっとも重要な物質だ。脳梗塞を起こした人が、柔軟体操を自己流で行なって回復したケースを聞いたことがあるが、これは運動することで放出される、VEGF（血管内皮細胞増殖因子）やBDNF（脳由来神経栄養因子）などのタンパク質の働きによるものだ。

VEGFは既存の血管から枝分《えだわ》かれして、新しい血管が生まれるのに関与する。脳に入れたSB623はこうしたタンパク質を分泌させ、患者さん自身の持つ再生能力を引き出すわけだ。

縮《ちぢ》む脳を止める

森さんは、人間の脳に再生細胞を入れる臨床試験では、おそらく世界でもっとも多くの治験《ちけん》を行なっているのではないかという。その症例数は200に上り、たとえば、何年間も車椅子に乗ったままで歩けなかった人が2年ぶりに立ち上がって歩いた、長い間「あー」「うー」としか言葉を発することができなかった人が日常会話ができるようになった、など回復例は多数ある。

そこで、僕は聞いてみた。

「たとえば、脳の体積の30％が機能しなくなっているとしたら、その30％全部を回復させることは可能なのですか」

「可能性はあります。脳梗塞などで、細胞が壊死《えし》してカサカサの繊維質になった部分の周囲に直接、薬を注射で入れます。その部位はまだ繊維質と通常の中間くらいなので、再生しやすいのです」

脳のどんな部位でも再生は可能なのだろうか。たとえば、アルツハイマー病やパーキンソン病に適応できないだろうか。

「可能だと考えています。パーキンソン病、脊髄《せきずい》損傷、加齢黄斑変性では動物実験で効果が得られていますし、アルツハイマー病は動物実験中で、効果を見極めているところです」

これは、期待できそうだ。実際、SB623はFDA（アメリカ食品医薬品局）から優先審査と迅速承認の対象に選ばれ、日本でも厚生労働省から審査期間短縮の対象に選ばれたそうだ（「日本経済新聞」2019年9月19日）。

基本的なことだが、脳はどのようにして老化していくのだろうか。森さんは「老化した脳は縮んでいるというのが通説ですね」と答えてくれた。であるなら、サンバイオの技術で萎縮していく脳を止めることができないか。

医学的なエビデンスがあるわけではないが、よく「サラリーマンは定年になるとボケる」といわれる。これは、次のように考えられている。サラリーマンは人生のほとんどを会社に捧《ささ》げており、人間関係もそこでしかない。定年になると妻と2人だけの生活になるが、妻はすでに自分のコミュニティを持っており、相手にされない。こうした閉じた人間関係のなか、脳の老化が進んでいく。

「高齢者が骨折などのけがが原因で歩けなくなり、家にずっといるようになるとボケていく」ことも、よく聞く。だから、80歳でも90歳でも、多くの人とコミュニケーションを取って、たくさんの刺激を受けていると、ボケずに元気でいられると思うのだ。

ＡＩやロボット化が進むと、ホワイトカラーの仕事はほとんどいらなくなる。今後10年で、失業者が大量に出てくるかもしれない。すると、「定年後のサラリーマン」が大量生産される。

刺激がないと脳が萎縮していくのであれば、アルツハイマー病の治療薬ができることで、このような人たちにも効果があるのではないだろうか。さらに、寿命を延ばすことにもつながっていくのではないか。

脳が若返れば、肉体も若返る!?

第2章でも触れたが、老化は骨格筋とも関係があるといわれている。たとえば表情筋。表情筋が活性化すれば、明らかに若く見える。老眼も筋肉が関係しており、目の中の毛様体筋《もうようたいきん》の働きが衰《おとろ》えることで起こる。だから、毛様体筋を活性化できれば、老眼になりにくくなると思う。

その骨格筋は、脳の視床下部にある長寿遺伝子（サーチュイン）からのシグナルを受けて、各臓器になんらかの作用をおよぼすと考えられている。つまり、筋肉の老化は筋肉だけの問題ではなく、脳の老化も原因のひとつなのだ。

「脳は体全体に指示を出しているので、脳を再生することは、脳だけでなく体全体の再生、つまり若返りができるのではないかと、堀江さんは考えているのですね。それはまちがっていないと思います。あと、免疫系が老化のかなりの部分を誘引しているのではないかともいわれています」

「その免疫系ですが、若いマウスの免疫系を老いたマウスに移植したところ、めちゃくちゃ若返ったという研究がありますよね。だから、若くて元気な人の免疫系を培養して、大量生産するようなことも考えられませんかね。老化を遅らせるには、脳の再生や免疫系の入れ替え、外科的なレーザー治療などを複合的に行なっていくべきだと思うのです。そうすれば『元気で長生きできる社会』がつくれるのではないか」

脳の再生はもうすこし時間がかかるのではないかと思っていたが、森さんの話をうかがっていると、現実になりつつあるので驚いた。

森さんが「50歳くらいの時に1回、視床下部に薬を投与しておけば、若さが維持できるようになるかもしれない」とつぶやいたのを、僕は聞き逃さなかった。120歳まで生きたい僕にとって、とても気になる情報だ。

第4章

新しい薬・治療法ができる

●カイコを使ったゲノム創薬

カイコは人間に似ている⁉

カイコが糖尿病になる⁉　カイコとは、蛹《さなぎ》の繭《まゆ》から生糸を取る昆虫のことだ（次ページの写真）。

「そんなバカなっていわれるのですけれど、カイコ（幼虫）の餌にグルコース（ブドウ糖）を添加すれば糖尿病になります。カイコの血糖値レベルは低いのですが、グルコースを食べさせると、30分以内に血糖値がドーンと上がります。そこでインスリンを投与すると、ちゃんと下がる。これには、私も驚きました」

東京大学大学院薬学系研究科の関水和久《せきみずかずひさ》教授（現・帝京大学医真菌《いしんきん》研究センター所長）が、愉快そうに笑った。2014年のことだ。

マウスに代わる実験動物・カイコ（幼虫）

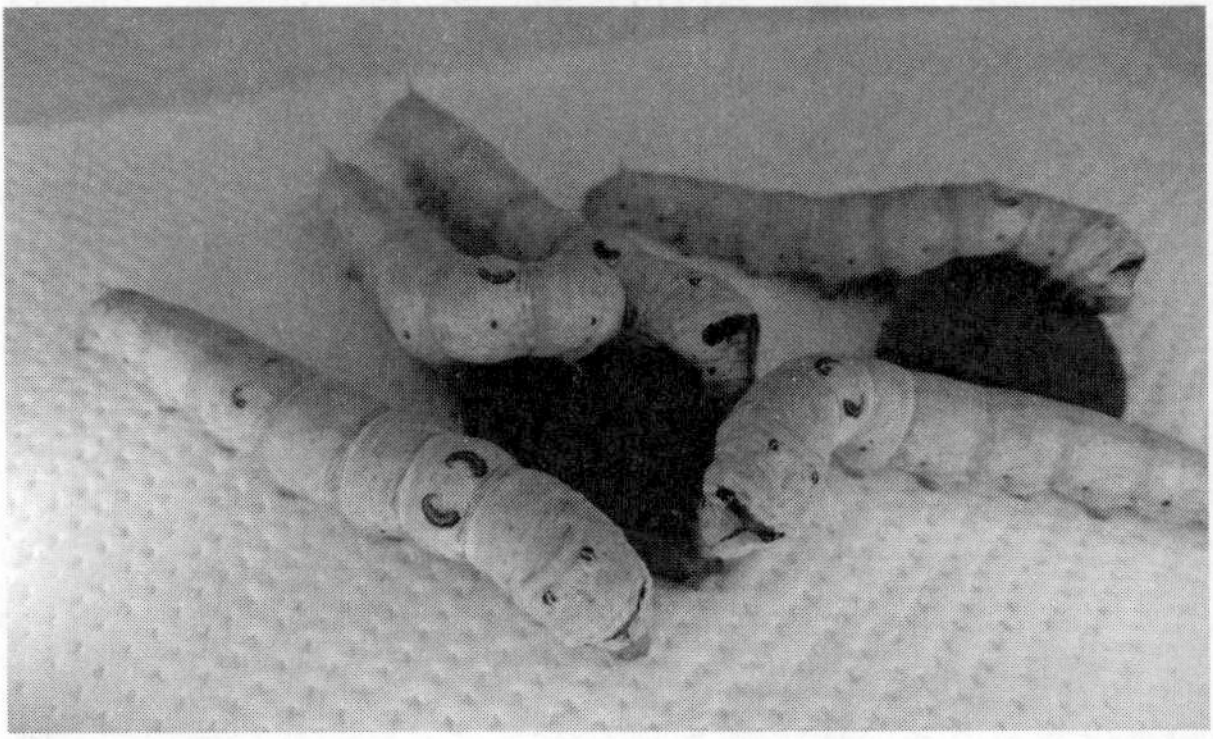

実験動物としてのカイコは桑の葉ではなく、飼料を食べる

しかし、なぜカイコなのだろう。実験に用いられる評価生物といえば、マウスやラット、サルなどの哺乳類が一般的だ。たくさんのカイコがぶら下がっている研究室で、早速聞いてみた。

「カイコを使って、病原菌の病原性などを調べようと思った研究者は、これまで誰もいません。野口《のぐち》英世《ひでよ》も北里《きたざと》柴三郎《しばさぶろう》も思いつきませんでした（笑）。

カイコは人間が5000年かけて家畜化した昆虫であり、野生には生息できません。野生回帰能力を完全に失った唯一の動物ともいわれています。たとえば注射をする時、魚ならバタバタ跳《は》ねますが、カイコはおとなしい。飼いならされていて逃げないから、扱いやすいのです。

コストのこともあります。私は以前、マウスを使ってがんの研究をしていたのですが、多い時は1カ月で1000匹のマウスが必要でした。マウスの価格は、1匹1000円ほど。1000匹だと100万円になります。これを安価な昆虫にしようと思ったわけです。

薬の効き目を調べるなら他の昆虫、たとえばアゲハチョウでもモンシロチョウでもできますが、それらは多量には用意できません。カイコは養蚕技術があるので、それが可能です。たとえば、私たちは毎週カイコを2000頭ずつ購入していますが、アゲハチョウやモンシロチョウでは無理なのです。

動物愛護の観点からも、哺乳類に比べて良心の呵責《かしやく》が少なくてすみます。ですから、もっと実験動物として活用すべきだと思うのですが、学会での受けはあまり良くありません」

関水先生によれば、人間とカイコは体の組織の構造に共通点が多いという。カイコにも脳や神経系、筋肉、消化管、心臓、肝臓、腎臓などに相当する臓器があり、人間が罹患する多くの病気のモデルをカイコでつくれるそうだ。

たとえば、冒頭で触れた糖尿病。人間は高血糖状態になると、糖化《とうか》といって血液中でタンパク質と糖が結合し（ＡＧＥｓ〔終末糖化産物〕）、さまざまな障害を起こす。これは、老化の最大要因ともいわれている。糖尿病にかかったカイコも、人間と同じように糖化現象を起こして成長が止まるそうだ。

また、肝臓障害を人為的に起こすことができるという。また、カイコの脂肪体に発がん遺伝子を発現させると、がん化状態になって死んでしまう。しかし、人間が使うソラフェニブという分子標的薬を投与すれば、延命する。つまり、人間と同じように糖尿病にもなれば、がんにもなるというわけだ。

血糖値上昇を抑えるヨーグルト

関水先生は研究者であるとともに、研究成果の事業化を目指すベンチャー企業の㈱ゲノム創薬研究所の創業者でもある（現・顧問）。同社はカイコなどを利用して、医薬品や健康食品を開発するユニークな組織だ。

僕が、関水先生の研究室を訪問したのは前述のように2014年、ゲノム創薬研究所が東京大学と共同で新たな抗生物質を発見したと発表した直後のことだ。

その抗生物質ライソシンは、黄色ブドウ球菌の仲間で、それまでの抗生物質が効かないメチシリン耐性黄色ブドウ球菌（MRSA）を死滅させることができる。MRSAは皮膚感染症や敗血症《はいけつしょう》、骨髄炎《こつずいえん》の原因になる。感染力が強く、院内感染で患者さんが死亡することもあるという。

この発見は、関水先生が注射でカイコをMRSAに感染させたことがきっかけだった。最初は、何も起こらなかった。菌が血液中に入らずに、腸に入ってしまったからだ。カイコの体を調べると、カイコには血管がなく、血液は腸管の内側の部位に存在していることがわかった。先生が血液の部位に注射をしてみると、カイコは1日で真っ黒になって死んでしまった。

「MRSAに感染したカイコに、全国の土壌から採取した1万5000株の細菌を培養して投与したところ、たった1株だけが効果があった。それがライソシンです」

そもそも関水先生は、カイコが持つ「自然免疫」に着目していた。

生物の免疫システムには、２種類ある。ひとつは「獲得免疫」であり、生後に感染や予防接種などによって獲得する。これは、体内に細菌やウイルスなどの異物が入ってくると、その異物（抗原《こうげん》）に対して対抗する抗体をつくって攻撃し、排除する仕組みだ。同じ種類の抗原が体内に入ってくるたびに、すでに記憶されている免疫が反応する。

もうひとつが体にもともと備わっている「自然免疫」。カイコなどの昆虫を含む無脊椎動物には抗体がなく、自然免疫のみによって感染防御を果たしている。人間においても、自然免疫はとても重要であり、その基本メカニズムは無脊椎動物と共通していることが最近の研究により明らかにされている。

糖尿病やがんなどの生活習慣病は、免疫力の低下が原因になっている。

関水先生は「カイコの優れた点は、免疫が活性化すると筋肉が収縮することにある」という。対して人間は、免疫が活性化してもそれはわからないそうだ。

関水先生はカイコのこの特性を使って、免疫を活性化する食品を大量に調べたところ、野菜や発酵食品を与えると、免疫が活性化されて筋肉が縮んだ。なかでもよく縮んでいたのは、乳酸菌《にゅうさんきん》を与えたカイコだった。乳酸菌は糖類を分解して乳酸をつくり出す細菌の総称で、膨大な種類が生息している。ヨーグルトやキムチなどの発酵食品に含まれるほか、自然界にも存在する。

そして、より免疫活性が高い乳酸菌を求めて研究し、偶然にもキウイフルーツの果皮から、少ない量でも免疫活性が非常に高くなる乳酸菌を発見。この乳酸菌は、2012年11月19日の実験でB列1番目に吊るしたカイコから見つかったため、「11／19-B1乳酸菌」と命名された。

2019年には、この乳酸菌を用いて製造したヨーグルトが、人間のショ糖摂取後の血糖値上昇を抑制する活性があることも確かめられている。現在、「研Q室のヨーグルト」「11／19-B1乳酸菌ヨーグルト」として市販中だ。僕も食べたが、普通においしかった。

健康を支える3要素

「堀江さんは、健康についてどのように考えていますか」

関水先生から、逆質問された。

僕が考える健康とは、「肉体」「精神」「社会」の３要素のバランスが取れた状態だ。一般に、健康というと肉体ばかりを考える。それは、これまでの予防医学が偏《かたよ》っていた証拠だと思う。

実は、精神や社会の問題が健康を大きく左右する。社会とは社会とのつながりのことで、適度なストレスがある状態がベスト。職場環境に過度のストレスを感じる人は、自分が身を置く環境について考えたほうがいいだろう。

食事にしても、「この食品に入っている添加物はなんだろう」「グルテンフリー（小麦粉不使用の食品）の食事をしないといけない」などと食べるごとに気にしていたら、僕だったらそれがストレスになる。

とはいえ、なんの根拠もない食品よりも、エビデンスがある食品のほうがいいのはまちがいない。人によっては、「エビデンスのある乳酸菌を摂取している」ことが、良い効果をもたらすこともあるだろう。いわゆるプラシーボ効果（＝偽薬効果。投薬された安心感などの心理作用によって症状が改善すること）だ。乳酸菌飲料が注目される背景には、そのこともあると、僕は考えている。

関水先生は、カイコによる乳酸菌の未知のパワーの発見に夢をふくらませている。たとえば、緑膿菌《りょくのうきん》に効力を持つ乳酸菌の発見がそのひとつだ。

緑膿菌は地球上に広く分布している。健康な人は心配する必要はまったくないが、免疫力が落ちている人が感染すると、薬が効かなくなってしまう。院内感染の原因にもなり、肺炎や敗血症を引き起こす。予防や治療が困難とされている。最近、この緑膿菌に効力を持つ乳酸菌が見つかり始めている。

関水先生は「これまでつくれなかった健康に良い食品がエビデンスつきでつくれるようになると確信している」という。大いに期待したい。

◉生殖細胞と不妊治療

細胞と細胞の接着

100年も経てば、ほとんどの人は死を迎える。体を構成している約37兆個の細胞も、その時に死滅する。しかし、「命」だけはリレー競走のバトンのようにして、つながれていく。その役割を担っているのが、精子や卵子といった生殖細胞だ。

京都大学高等研究院の斎藤通紀《さいとうみちのり》教授は、この生殖細胞を研究している。専門は、発生生物学。多細胞生物の個体発生などを研究する生物学の一分野だ。まずは、なぜ生殖細胞を研究しようとしたのかを聞いてみた。

「もともとは細胞生物学が専門でした。人間の体はさまざまな役割を持つ細胞でつくられ、それぞれが正しく機能することで生命を維持しています。その細胞がどのように機能するのかを調べるのが、細胞生物学です。

大学院時代、私が研究していたのは『細胞と細胞の接着』です。多細胞生物である人間の体は、細胞と細胞がくっついて構成されています。たとえば、細胞を接着する分子には、細胞間から水分が漏《も》れないようにしているものがあります。だから、海で泳いでも海水が体内に入ってこないし、水を飲んでも臓器に染《し》みわたっていかない。つまり、生体のコンパートメント（区画）に、きっちりとバリアがあるわけです。

これはとても重要なことで、この機構がおかしくなると発生する病気がたくさんあります。たとえば、耳で音が聞こえるのは、音を感じる神経細胞のある場所が特殊なイオン環境で保たれているからです。しかし、細胞間の接着がゆるくなると、その環境が保てなくなって音が聞こえなくなる。また皮膚の場合、この機構がないと、体中から水分が蒸発していってカラカラになります。

しかし、この分野には当時、竹市雅俊《たけいちまさとし》先生（現・理化学研究所生命機能科学研究センター高次構造形成研究チームリーダー）や月田《つきた》承一郎《しょういちろう》先生（元・京都大学大学院医学研究科教授、故人）という偉大な先生がいらして、私の出る幕《まく》はないかなと思ったのです。そこで『まだメジャーになっていないが生命にとって本質的な分野』として浮かび上がったのが生殖細胞です。

数ある細胞のなかで、精子と卵子だけが融合すると別の個体になります。しかし、その機能を発揮するための化学的・生物学的基盤がわかっていなかった。これを知ることは生命科学にとって大変重要だろうと考えたわけです」

生殖細胞の謎

細胞は、体細胞と生殖細胞に大別できる。脳、骨、筋肉、内臓、神経といった体の大部分を占めるのが体細胞で、これらは解明が進んでいる。いっぽう、生殖細胞の発生の仕組みはほとんどわかっていないそうだ。

「生殖細胞は数がとても少ないのです。誕生直後は体内に数十個くらいしかない。しかも、それらはひとつひとつが精巣や卵巣に移動していきます。だから、追跡するのがとても難しく、研究しにくいのです」

生殖細胞はまず、もととなる始原《しげん》生殖細胞が4週目くらいの胎児にできる。これを観察するのはきわめて難しいそうだ。この細胞は精巣と卵巣に移動して、それぞれ精《せい》原《げん》細胞・卵《らん》原《げん》細胞に分化し、やがて精《せい》母《ぼ》細胞・卵《らん》母《ぼ》細胞への変化を経て、思春期になると精子と卵子になる（次ページの図表）。

「おもしろいことに、われわれ哺乳類の生殖細胞のつくられ方と、昆虫・魚類・両生類などの生殖細胞のつくられ方は原理が違うのです。

昆虫・魚類・両生類などは、『あなたは生殖細胞になりなさい』という運命決定物質が、最初から一部の細胞の中に入っています。それらが生殖細胞になって、残りの細胞たちが体をつくる。だから非常に多彩な形態をしていて、地球上のあらゆるところに住めるようになっているという説があります。

いっぽう、ヒトは発生の途中で生殖細胞をつくるという、古典的な生殖細胞のつくり方をしています。具体的には、体の細胞になろうとしている状態の途中で、いったんそれを全部消去して、もう1回すべての細胞をつくれるようにする。いわゆるリプログラミングが起こる生体内の唯一の細胞ではないかということが、曖昧ながらもわかってきました」

生殖細胞の成長過程

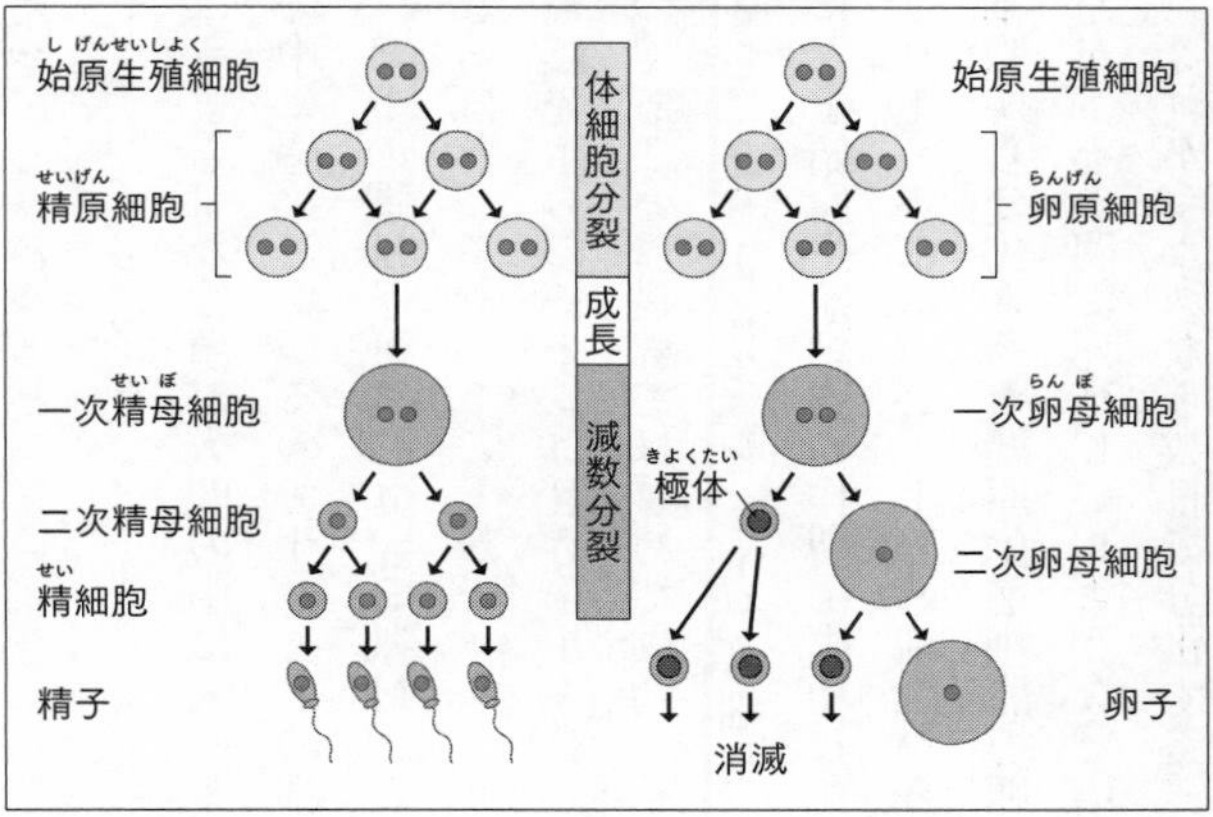

人間のほうが「古典的」とは驚きだ。しかし、魚類や両生類は哺乳類の先祖のはずだが……。

「進化的にはそうです。両生類のなかにヒトと同じような方法で生殖細胞をつくる種があり、それを引き継いでいるのではないかといわれています。生き残りに有利な戦略は、進化の過程で何度も現われるのです」

人間の遺伝子は寄生虫だらけ!?

「ところで、人間の遺伝子って、いわば寄生虫だらけなんですよ。ウイルスのゲノムだらけです」

えっ、どういうこと？

「『レトロトランスポゾン（トランスポゾン〔可動遺伝因子〕のひとつ）』といって、過去にさまざまな細菌が人間の中に入ってきて、その遺伝子のコピーがわれわれのゲノムの中に感染しているのです。ヒトの細胞は、それらをちょっとずつ不活性化していく。ヒトの遺伝子配列の4～5割は、このような遺伝子からできています」

なるほど、そういうことか。

斎藤先生らのチームは2011～2012年、マウスのiPS細胞から精子と卵子をつくることに世界ではじめて成功。それぞれ、子どもを誕生させている。

さらに2015年、ヒトiPS細胞（ヒト由来iPS細胞）から、精子と卵子のもとになる始原生殖細胞の作製に成功した。

2018年には、ヒトiPS細胞から卵原細胞の作製に成功する。それまで、iPS細胞から変化させた始原生殖細胞を卵原細胞に分化させるのに70日以上もかかっていたが、その間に死滅してしまうなど培養が難しく、作製の手法は確立していなかった。これがマウスなら数日で分化する。そこで、マウスの赤ちゃんの卵巣から採った細胞と混ぜて、培養したのだ。

卵原細胞ができたことで、そこから卵母細胞、卵子の作製への道筋が見えてきたと思う。

「これはきちんと言っておきたいのですが、試験管内でつくった精子や卵子を使用して子どもをつくることは倫理的に問題があるのはもちろん、科学的にも問題があります。

どういうことかというと、ヒトゲノムにはすでに傷が入っているので、傷がたくさんある生殖細胞から人をつくっていいのかという問題になるのです。たとえば、子どもができたとしても、ものすごく病気になりやすいとか、がんを発症しやすいなどのようなことが起こるかもしれない。ですので、そんなことは、少なくとも現在の科学的レベルでは、絶対にできません。

ただ、試験管内で精子や卵子をつくる研究は、不妊の原因を解明するにはとても役に立つと思います」

◉人間の脳を持つ動物をつくり、精神疾患に生かす

統合失調症のマウス

2015年、東京医科歯科大学難治疾患《なんちしっかん》研究所の田中光一《たなかこういち》教授らの研究グループは、きわめて簡便な遺伝子改変技術を開発した。具体的には、人工的につくったDNA（＝デオキシリボ核酸。遺伝子の本体）を挿入した遺伝子改変マウス（ノックインマウス）の作製だ。

当時の東京医科歯科大学のプレスリリースには「基礎医学・生物学研究から、創薬・遺伝子治療・品種改良による食料生産の効率化・バイオエタノールの効率的な生産等のエネルギー資源に至るまで広い分野での研究開発を加速すると期待されます」とある。

田中先生の専門は精神神経疾患なので、まずはそこからうかがった。

「精神神経疾患は人を使った実験ができないため、統合失調症、自閉症、うつ病などのモデルマウスをつくっています。たとえば、マウスで行動異常を確認したら、人間の統合失調症による幻覚を治す薬を投与します。そして、ある程度その症状や行動異常がおさまれば、統合失調症に似た症状だと判断しています」

統合失調症は、具体的にはどのような状態を指すのだろうか。

「難しい質問ですね。私たちの仮説ですが、統合失調症は脳内のグルタミン酸濃度が高くなり、脳を非常に活性化させている状態がトリガー（きっかけ）になっているのではないかと考えています。グルタミン酸はタンパク質を構成する20種類のアミノ酸のひとつで、うま味成分でもあります。

統合失調症になると、『陰性状態』といって社会的な行動ができなくなったり、意欲を失ったり、認知障害も出てきたりします。こうした症状をすべてグルタミン酸濃度で説明することはできませんが、一部はそれで説明がつきます」

精神神経疾患の研究は人間に対してできることはかなり限られており、遺伝子の解析や、脳の画像解析くらいしかないそうだ。とはいえ、特定の遺伝子を持っていると、精神神経疾患になりやすいことはわかっており、そうした病気をマウスで再現して、新しい治療法を見つけようとしている。だから、ノックインマウスなどの技術を開発したのだという。

「ただし、遺伝子を入れるのは治療法としてかなりハードルが高いので、脳の活動を制御する低分子化合物（分子量の小さい化合物で阻害剤として活用される）を検索したり、脳の中に電極を埋め込んだりして、ある程度活動を制御するというのが現実的です。

最近では、『オプトジェネティクス（光遺伝学）』といって、光で脳の活動を制御することもできます。利根川進《とねがわすすむ》先生（現・マサチューセッツ工科大学教授。1987年ノーベル生理学・医学賞を受賞）の研究によると、うつ病は楽しい記憶を持った脳の細胞をオプトジェネティクスで刺激するとよいといわれています」

しゃべるブタ

脳も、他の臓器のように人工的につくることができれば、疾患の解明に役立つと思うのだが、それが困難であることは容易に想像がつく。

「ご指摘のように難しいですね。倫理的なハードルが高いのです。しかし、原理的には可能です。たとえば、ブタの体で人間の膵臓をつくる試みが行なわれていますが、ブタはさまざまな遺伝子操作ができるため、脳をつくる遺伝子をノックアウト（破壊）しておいて、人間のES細胞（体をつくるすべての種類の細胞になる能力を持つ）やiPS細胞を入れたら、人間の脳を持ったブタをつくれる可能性があります」

映画『猿の惑星』では、サルが言葉をしゃべっていた。もしかしたら、人間の脳を持ったブタもそうなるかもしれない。しかし、大脳をつくると、人格を持ってしまうかもしれない。ならば、小脳だけでもつくれたら研究は進むだろう。田中先生によれば、小脳ならノックアウトすればいい遺伝子がすでにわかっているという。

たとえば、小脳の一部が欠損していて運動障害を持っている人がいたとしたら、その部分だけ補完的につくってあげることはできないのだろうか。

「脳の一部をつくることは可能ですが、すでにある脳との接続が難しいのです。大脳の一部まではES細胞でつくれるのですが、その後に血管ができないと、器官として維持できません。糖尿病のように、膵臓からインスリンを分泌させればいいだけというなら簡単ですが……。それに、脳を動かすには、神経回路が正しく再現されなければならない。そこが最大のネックです」

やはり、脳はわからないことだらけだ。

遺伝情報を書き換える

僕は、かつて遺伝子診断を受けたことがある。後日、受け取った結果には、尿酸《にょうさん》値《ち》が上がりやすいという項目が1・5倍、ほかの病気は1・2〜1・4倍などとあった。この数値は、どう解釈すればいいのだろうか。

「遺伝子診断は、遺伝情報としての遺伝子配列（塩基配列）から、病気の可能性を探るものです。しかし、その配列だとなぜ1・5倍になるのかはわかっていません。その配列の人が、確率的にその疾患にかかることが多いというだけ。

これではプロセスがわかりませんから、治療ができません。そこで、われわれは『ゲノム編集（遺伝子改変技術）』を使って、遺伝子配列の違いがどのようにして疾患の発症頻度を上げているかを研究しています」

田中先生は、遺伝子治療は狙った場所にきちんとDNAが入らないと、どんな副作用があるかわからないという。その例として、かつて原発性《げんぱつせい》免疫不全症候群の患者さんに行なわれた遺伝子治療を挙げられた。

遺伝子治療後、ある頻度で白血病になる人が出たそうだ。狙ったところにきちんとDNAを入れる技術がなかったため、不幸にも白血病を抑えている遺伝子にDNAが入ってしまい、その遺伝子が破壊されたためだという。原発性免疫不全症候群は治ったけれども、白血病になってしまったのだ。以降、遺伝子治療は下火になる。

「それが、２０１２年に『ＣＲＩＳＰＲ《クリスパー》／Ｃａｓ《キャス》システム』と呼ばれるゲノム編集技術が開発されると、狙った場所にＤＮＡを正確に入れられるようになりました。これなら副作用がなく治療できるのではないかということで、また盛り上がってきました」

ＣＲＩＳＰＲ／Ｃａｓシステムができると、生命科学が一変した。これは遺伝子を自在に改変する技術で、もともとは細菌がその細菌自体のゲノムを、外来ＤＮＡから守る一種の免疫システムを応用したものだ。

改変する標的部位を決めるための「ガイドＲＮＡ（生命の根幹を担うリボ核酸）」と、その場所でＤＮＡを切断するはさみ役の「Ｃａｓ９《キャスナイン》」というタンパク質の二つの「部品」を用いる。まず、ガイドＲＮＡがＤＮＡ上の遺伝情報を見つけ、Ｃａｓ９を誘導する。そして、Ｃａｓ９がその標的部位でＤＮＡを切断して遺伝子の働きを止めたり、遺伝情報を書き換えたりする。この技術によって、遺伝子を破壊させたマウス（ノックアウトマウス）が容易につくり出せるようになった。

しかし、田中先生らの研究グループが、長い配列のＤＮＡを標的部位に正確に挿入したノックインマウス（遺伝子導入マウス）の作製を試みたところ、意図した通りのマウスはほとんど得られなかった。そこで、ＣＲＩＳＰＲ／Ｃａｓシステムを改良した。

本来、細菌のガイドＲＮＡは２種類のＲＮＡでできている。ＣＲＩＳＰＲ／Ｃａｓ

システムは操作を簡略化するために、それをつないで１種類のＲＮＡとして用いていた。研究グループはそのＲＮＡを２分割して、細菌が持っている本来の形にした。さらには、Ｃａｓ９がＤＮＡを切断する時間を短縮し、標的以外のＤＮＡを切断しないようにした。これはゲノム編集技術の飛躍的向上と評価されている。

改良型ＣＲＩＳＰＲ／Ｃａｓシステムの利点は、ノックインマウスの作製率を飛躍的に上昇させたことと、ガイドＲＮＡの作製を簡便化したことにある。改良型ＣＲＩＳＰＲ／Ｃａｓシステムを用いることで、生体の遺伝子をきわめて簡便・高効率・自在に改変する可能性が高まったわけだ。

ＣＲＩＳＰＲ／Ｃａｓシステムは医療だけでなく、穀物の生産向上、害虫の駆除など、さまざまな分野で応用が進んでいるそうだ。今後、思わぬところで、田中先生らの開発した技術が使われるかもしれない。

◉ロボットによる低侵襲《ていしんしゅう》手術

手術支援ロボット

腹部に小さな穴を開け、器具を挿入して行なう内視鏡手術が近年、飛躍的に進歩している。今や、胆嚢《たんのう》摘出手術では標準的方式にまでなっているという。しかし、課題もある。距離のある場所で手術を行なうため、手術手技の難易度は高く、手技を習得するのに時間と経験を必要とする。

そこで登場したのが、ロボット支援手術だ。医師が内視鏡の画像を見ながら、ロボットアームに取りつけた鉗子《かんし》やメスなどを操作する。体内に入れたカメラは複眼だから、患部の隅々《すみずみ》まで把握できるし、手振《てぶ》れもない。患者さんにとっても、ハイレベルな低侵襲手術（侵襲〔生体を傷つけること〕が低い手術）を安全に受けられることはべネフィットになる。

２０１８年４月、ロボット支援手術はそれまでの前立腺がん・腎臓がんに加えて、肺がん・食道がん・胃がん・直腸がん・膀胱がん・子宮体がんなども保険適用となり、安価で受けられるようになった。

ロボット支援手術を行なうロボット、すなわち手術支援ロボットは、アメリカ企業のインテュイティブ・サージカルが開発した「ダビンチ」が市場をほぼ独占している。ただ、価格が1億５０００万〜3億円と高額で、医療機関にとっては負担が大きい。

２０１９年10月、東京工業大学発のベンチャー企業リバーフィールド㈱は、現在開発中の手術支援ロボットの臨床試験を２０２０年秋に開始し、２０２２年の発売を目指すことを発表した。価格は1億円を切る予定。つまり、ダビンチよりも安価な価格で、一気に普及させようというわけだ。

このロボットはアームなどの駆動部にモーターではなく、空気圧機器を採用しているが、これは操作する医師に感触が伝わりやすくするためだ。ほかのロボットだと、この「触感」がなく、必要以上に強い力で手術していても、執刀医にはそれがわからないらしい。

進化は止まらない

僕は、このリバーフィールドを2015年に取材している。前述のロボットの先行製品である「EMARO《エマロ》」の誕生直後のことだ（次ページの写真）。

話をうかがったのは、原口大輔《はらぐちだいすけ》代表取締役（現・同社取締役、東京工業大学未来産業技術研究所特任准教授）と、東京工業大学精密工学研究所の只野耕太郎《ただのこうたろう》准教授（現・同社執行役員、同研究所准教授）。いずれも設立メンバーだ。

EMAROは、執刀医の頭にジャイロセンサー（＝角《かく》速度センサー。物体の傾きを検出する装置）がついていて、顔を右に振ると画面が右に、左に振れば左に動くので、執刀医の見たい部位をストレスなく見ることができた。

類似の装置は電動モーターを使用したもので、ボタンを押したり、言葉で「ムーブレフト（左へ）」などと指示を出したりして、内視鏡を操作していた。それに対して、

手術支援ロボット「EMARO《エマロ》」

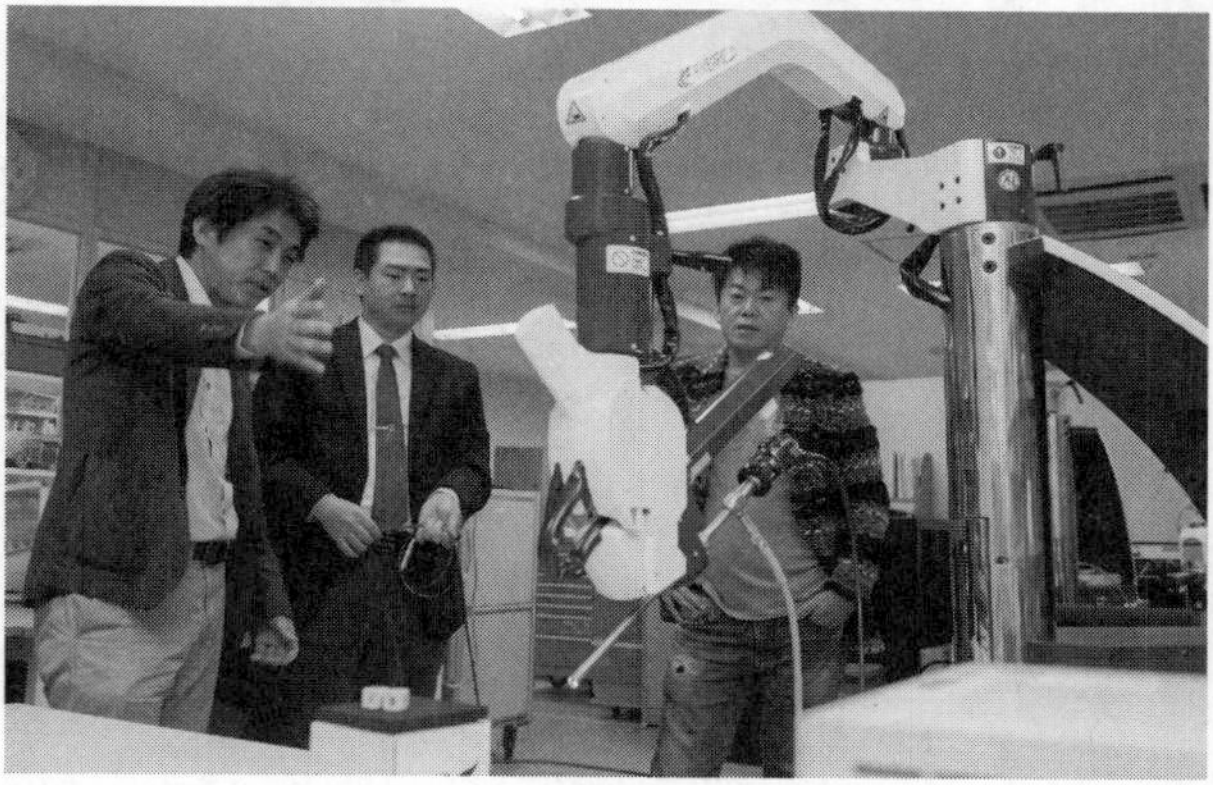

開発したリバーフィールド社を設立した只野耕太郎《ただのこうたろう》氏(左)と原口《はらぐち》大輔《だいすけ》氏(中)

ＥＭＡＲＯは見たい方向に顔を向ければそのまま視野がシフトしたし、駆動に空気を使っているので、なめらかでやわらかい動きができた。当時としては、画期的なロボットだった。

これは次世代機を睨《にら》んでの開発であり、只野先生は次のようにいっていた。

「空気圧駆動を採用した最大の動機は触感です。ＥＭＡＲＯは内視鏡を持つだけのホルダータイプですが、次世代機（今回開発されたロボット）は鉗子などの手術機器を備えて、力覚《りきかく》（物体と接触した際に人間が感じる力感覚）のフィードバックを実現したいと思っています」

一般的なロボットには、力をフィードバックするためには力覚センサーをつけるが、手術用ロボットにセンサーをつけるには三つの問題点がある。

ひとつ目は、人間の体内に入っていくものなので、使用前に洗浄殺菌しなければならないこと。つまり、従来のセンサーがその処理に耐えられるかという問題である。

二つ目は、サイズ的な制約だ。たとえば腹腔鏡手術をする場合、10㎜くらいの穴に内視鏡を通すことになるので、そのサイズの力覚センサーをつくることが難しいのだ。

三つ目は、手術では電気メスなどを頻繁《ひんぱん》に使うため、もし内視鏡に電流が流れこんだ場合、センサーとしてきちんと機能するかという問題である。

これらの問題をクリアするため、只野先生たちは空気圧を採用したわけだ。医師は見た目の変形具合などから、患部にどれくらいの力がかかっているかを推測して内視鏡手術を行なっている。だから、たまに力を入れすぎて縫合《ほうごう》中の糸が切れてしまうことがあるそうだ。そうしたことをなくすためにも、力をフィードバックする機能は必要だ。

ここから、約5年で次世代機の臨床試験に到達したことになる。ロボットの開発はまさに日進月歩であり、目が離せない。医療情報は常にアップデートしていかなければならないのだ。

未来の手術

原口先生には、製品として実用化に至るプロセスを聞いている。

「ハードルはリスクマネジメントです。『このようなエラーが起きると、このような事態になるから、この機能を加えよう』というように、ブラッシュアップしていかなければなりません。

ほかには、製品の安全規格をクリアすることです。たとえば、鉄球をロボットにぶつけても壊れないか、荷重を超えた力をかけた時にロボットがぐらつかないかなどのテストがあります。防火性能を調べるため、ロボットに火をつけるテストもあります」

けっこう大変だ。いくつかの大学ではプロトタイプをつくっても、実用段階まで進まないことが少なくないそうだ。研究レベルから実用化までの谷がとても深く、「デスバレー（死の谷）」と呼ばれている。医療機器は特にそうだ。

資金面はどうだろう。

「ベンチャーキャピタルさんを中心に、2億円くらい投資いただいています。でも、もっと多くの資金があれば、人員を確保して開発を早めることができるのですが……」

僕は、日本から画期的な技術があまり出てこないのは、単純にパワープレイの問題と考えている。

ロボットの価格が1億円だとしても、世界中の病院に入れば、その数は100台という単位ではすまない。さらに、サプライ（修理・補修）の売り上げもあるから、何千億円というビッグビジネスになる。アメリカなら、100億円くらいの投資はすぐに集まるだろう。アメリカの企業がデスバレーを越えていくのは、この資金パワーではないか。

「そうですね。ダビンチをつくったインテュイティブ・サージカルは２００億円近く調達したそうです。それだけの資金があると、自分たちにはない画像技術などのノウハウを持つ会社を買収できます。それで、あっというまに大きくなったような印象があります」

今後、医療ロボットの技術開発は企業だけでなく、官庁も協力して進めるべきだろう。

「そうできればいいですね。国内の承認が早く取れれば、まずは日本で販売したい。医療機器は、欧米で実績を積んでから日本で販売するパターンが多いのですが、これは欧米に比べて日本の規制が厳しいからです。でも、この高いハードルをクリアして、『ジャパンクオリティ』で世界を相手に勝負していきたいです」

原口先生によれば、海外では「Solo surgery」といって、医師１人で手術を行なうことがあるそうだ。そこに手術支援ロボットがあれば、かなり助かるはずだ。手術台の周りには執刀医のほかに、ツールを交換する助手しかいない――。只野・原口先生の話を聞きながら、そのような光景を思い浮かべていた。

この時から、4年近く経った。いよいよ次世代機の誕生となるが、とても楽しみだ。

ロボット支援手術は今後、さらに安全で低侵襲な治療に向かっていくだろう。高度な技術を持った医師が、ロボットを用いて遠隔地の患者さんを手術するようなこともあるかもしれない。また、低価格のロボットが出てくれば、保険適用の疾患が増えたこともあり、僕たちの費用負担が少なくなることにつながるだろう。

第5章

病気になる前に治す

◉体内をめぐるナノマシン

診断・治療するカプセル

薬剤を搭載した極小サイズのカプセルが体内を駆けめぐり、がんやアルツハイマー病などの疾患を早期発見して治療する——。そんなＳＦのような世界が、もうすぐ実現する。

２０１９年４月、川崎市産業振興財団ナノ医療イノベーションセンターと東京大学、名古屋大学の共同グループは、脳腫瘍や膵臓がんなどを治療する核酸《かくさん》医薬を搭載した「ナノマシン」を開発したと発表した。

開発したナノマシンのサイズは約20㎚《ナノメートル》（１㎚＝０・００１㎛＝０・０００００１㎜）。これは米粒の10万分の１の大きさで、肝炎ウイルスと同じくらいだ。核酸医薬が酵素によって分解されるのを防ぎ、病巣部に届きやすくする仕組みになっている。

核酸医薬とは、遺伝情報をつかさどる物質の核酸を医薬品として利用したもので、がん細胞を次々に生む「がん幹《かん》細胞」を死滅させることができる。次世代の医薬品として、高い期待が寄せられている。

実験は、人間の脳腫瘍を移植したマウスを使って行なわれた。注射によって静脈からナノマシンを送り込み、核酸医薬を投与されたマウス群は全例とも移植後100日以上も生存しているという優れた治療効果が認められた。効果のない核酸医薬を投与したマウス群は60日過ぎで全例が死亡している。

膵臓がんの実験でも、明らかな延命効果が認められたという。未来はそこまで来ているのだ。

ステルス戦闘機と「トロイの木馬」

「堀江さんは、ステルス戦闘機（レーダーに探知されにくい戦闘機）をご存じですよね」

ナノマシンの研究・開発を主導する、ナノ医療イノベーションセンターの片岡一則《かたおかかずのり》センター長（東京大学名誉教授）による〝ナノマシン講義〟は、多彩なたとえが出てきておもしろかった。早速、紹介しよう。

「私たちの体はよくできていて、ウイルスのような異物が体内に入ってくると警官のような細胞（免疫細胞）が『こいつは危ないやつだ』と判断して捕《つか》まえ、食べちゃうんです。具体的には、マクロファージ（＝大食《だいしょく》細胞。異物や細胞の破壊産物などを貪《どん》食《しょく》する）などがそうです。

ですから、マシンが捕まらないように、表面を親水性《しんすいせい》ポリマーなどでコーティングしています。そうすると、血中で長時間、〝警官〟に見つからずに動き回ることができます。『マシン』と呼んでいますが、歯車を持つような機械ではなく、高分子の粒子（ミセル）です」

がん細胞は、増殖に必要な栄養や酸素をより多く取り込むために、周囲（がん組織）に血管を寄せ集める。この血管壁は、正常な血管壁よりも粗《あら》く、大きな穴だらけの構造になっている。

ナノマシンの仕組み

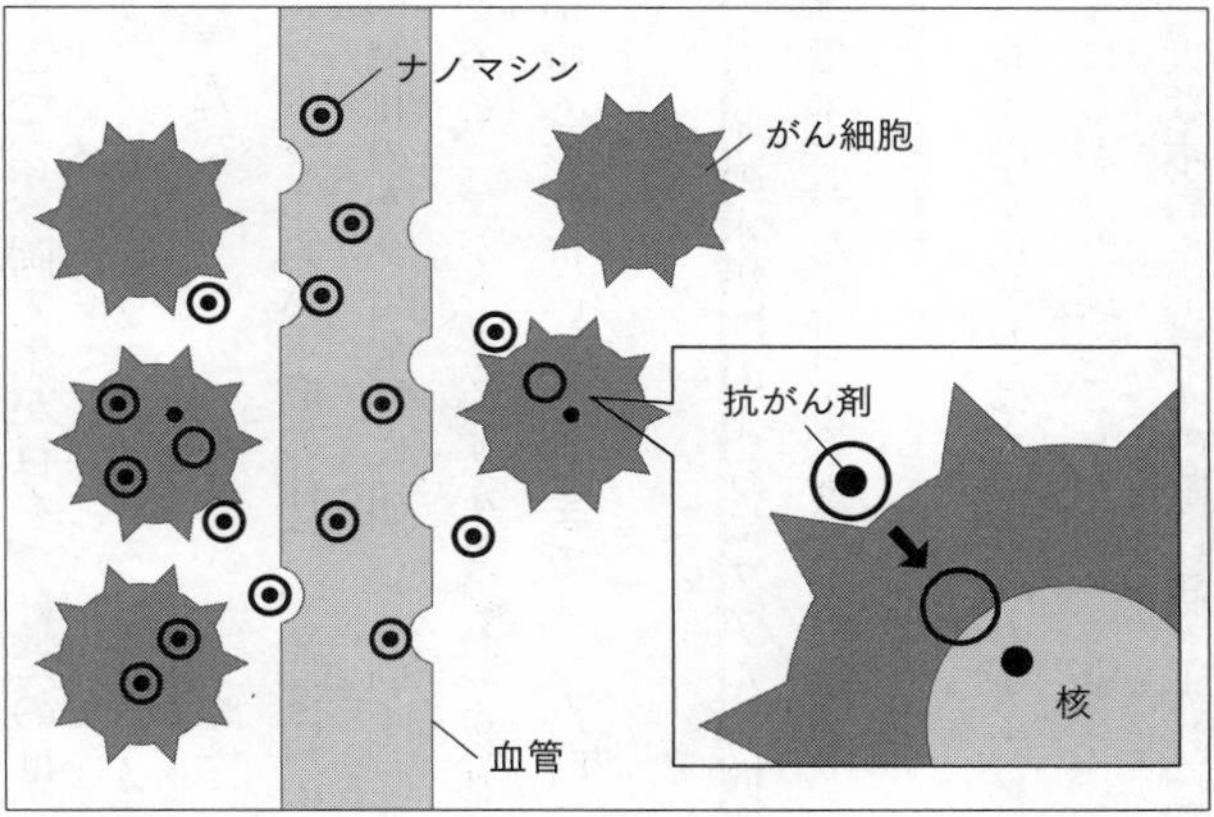

ナノマシンは、穴が小さい正常な血管壁からは外に出られないが、がん組織の血管壁なら通り抜けることができ、がん細胞に入り込める。そして、がん組織にナノマシンを集め、マシンの中から薬を出して、がん細胞を攻撃する。これが、ナノマシンの基本的な仕組みである（上の図表）。

ナノマシンはエンドソーム（細胞内小器官のひとつで、細胞内に取り込まれた物質の輸送や代謝に関与する袋状の構造体）の膜《まく》に包まれて、がん細胞の核に近づいていく。ところが、がん細胞はマシンを異物と見なして膜内に閉じ込め、消化酵素を出して壊してしまう。

そこで、片岡先生が目をつけたのは、エンドソームのpH（＝水素イオン指数。液の酸性・アルカリ性の程度を表わす。中性が7、酸性は7より小さく、アルカリ性は7より大きい）だ。

エンドソームは人間の体でいえば胃のような働きを持ち、マシンが入ってくると、その消化のために酸性に傾《かたむ》いていく。そこで、エンドソームの内部がpH5くらいに下がると、マシンがみずから壊れて搭載する薬が出てくるように設計したそうだ。がん細胞の核に近いところまで入った時に、マシンを自壊させて抗がん剤を一気に放つ。

「『トロイの木馬』のようにステルス機能を発揮してがん細胞に入り込み、攻撃するわけです。がんに対する選択性が高く、転移した数㎜程度のがんなども見つけ出して対応できます」

「トロイの木馬」とは古代ギリシアの神話で、トロイア戦争においてギリシア軍がトロイにしかけた罠《わな》のことだ。――ギリシア軍は撤退に見せかけるために、戦士が隠れた巨大な木馬をトロイの町に置き去りにした。歓喜に沸《わ》くトロイの人々は木馬を城内に引き入れた。夜半、不意を衝《つ》いて木馬から現われたギリシア軍戦士によって、城は陥落した――。ナノマシンは、このトロイの木馬というわけだ。

「勘違いをする人が多いのですけれども、これは特効薬ではありません。がんの化学療法には『抗がん剤』と『分子標的薬』があります。

分子標的薬は、いわば東京の地下鉄網のひとつの駅を攻撃するようなもの。その攻撃によって一時、人の流れは止まるでしょうが、１時間もすれば、人々は迂回路《うかいろ》を見つけて動き出す。つまり、がんに耐性ができてしまうわけです。これが分子標的薬の限界です。いっぽう、抗がん剤は地下鉄の駅への無差別攻撃ということになります」

粒子が小さい抗がん剤は正常な血管壁の穴を通り抜けて、正常組織に到達してしまう。だから、抗がん剤治療で髪の毛が抜けたりするなどの副作用が起きるのだ。しかし、ナノマシンはがん細胞にだけ選択的に行かせることができるので、副作用は起こりにくいそうだ。

フェラーリよりもプリウス

ナノマシンが脳腫瘍にも効果のあることが確認できたため、片岡先生はアルツハイマー病など脳の疾患にも利用できないかと考えた。

これまで、脳の疾患における最大の課題は、脳の中に薬が入らないこと。前述のように（88〜89ページ）、アルツハイマー病はタンパク質のアミロイドβが溜《た》まることで正常な神経細胞が壊れ、脳萎縮が起きることが原因だ。片岡先生たちはすでに、原因物質をつくるもとの酵素を抑える薬をナノマシンで脳内に送り込む技術を確立している。第一段階としては、進行を抑えることが目標だという。

片岡先生には、もうひとつ目標がある。「再生医療の考え方を変えたい」そうだ。

「特に、『再生医療の大衆化』を目指しています。再生医療は、iPS細胞などの細胞を使いますが、細胞は生物ですから、『生鮮食品』のようなもの。だから保存が難しく、コストは高くなる。しかし、考えてみれば、同じような細胞は私たちの体の中にもあります。それを利用したらよいのではないかと思うわけです」

先生によると、たとえば高齢者に多い変形性膝《ひざ》関節症は、軟骨《なんこつ》がすり減ったりして発症する。これを再生させるには、移植する軟骨細胞を培養する必要があり、費用が高額になる。これでは、最先端医療を適正な価格で利用できるという大衆化にはそぐわない。

いっぽう、片岡先生たちが開発しているのは、「メッセンジャーRNA」という細胞内でタンパク質をつくる物質をナノマシンに搭載して、注射で膝関節に入れる方法だ。メッセンジャーRNAは細胞内で遺伝情報をもとに必要なタンパク質をつくり、軟骨細胞を刺激して再生を促すという仕組みだ。

しかし、メッセンジャーRNAはそのまま体内に入れると、すぐ分解されるうえに免疫反応が起きて危険だ。ナノマシンなら、細胞内で酸性のpHを検出してはじめてメッセンジャーRNAを放出するので安全である。メッセンジャーRNAが染色体に入って、異常を起こすこともない。すでに、動物実験では成功しているそうだ。ただし、この方法は軟骨細胞が残っているうちに処置することが必要だ。

このメッセンジャーRNAを使う方法は、将来的にはアルツハイマー病の治療や、脳梗塞で壊れた細胞の再生にも使える可能性があるという。

「iPS細胞などを使った再生医療がフェラーリだとすると、私たちが行なおうとしている治療はエコカーのプリウスのようなものです」

体内病院

「やりたいことはまだまだあります。まず、薬を疾患部位に届けるだけではなく、『その場所で薬をつくる』こと。これは、細胞の中で化学変化を起こせばいいわけですから、それほど難しくない。実際、細胞の中で薬をつくることはできています。

その先にあるのが、私たちが名づけた『体内病院』です。ナノマシンが体内をパトロールして病気を検出したら治療を施《ほどこ》し、小惑星探査機・はやぶさのように、体外に情報を持ち帰ってくる。つまり、検査・診断・治療・サンプルの採取までをナノマシンが行なうわけです」

最近の研究では、細胞自体がナノマシンのような存在をつくっていることが明らかになってきたそうだ。それが、細胞から分泌される顆粒状《かりゅうじょう》の物質・エクソソームだ。エクソソームはナノマシンと同じくらいのサイズ（50～150㎚）で、内部にさまざまな分子やRNAを包み込み、体内をめぐって細胞間の情報伝達ツールとして働いている。現在、がんをはじめとする病気の診断に使えるのではないかと注目を集めている。

「私が体内病院の着想を得たのは、高校時代に観《み》た映画『ミクロの決死圏』（1966年公開）です。脳出血で倒れた博士の命を救うため、ミクロ化した医師と科学者が特殊潜航艇で博士の脳内に入り込み治療する、というストーリーでした。

実は、この映画には元ネタと思われるものがあります。手塚治虫《てづかおさむ》さんが描いたコミック『38度線上の怪物』（1953年「少年画報」付録）です。こちらのストーリーは、人を小さくして体の中に送り込み、結核菌を退治するというもの。なぜタイトルに『38度線』が使われているかというと、当時は朝鮮戦争直後であり、『38度線は危険だ』という意味と『結核になった時、体温が38度を超えると危険だ』をかけて考えられたらしい(笑)」

高校時代から未来を遠望する眼差《まなざ》しを持っていたとはすばらしい。最後に、片岡先生は最大の夢を語ってくれた。

「病院という日本語には、『病《やまい》の巣窟《そうくつ》』のようなイメージがあります。しかし、英語は『Hospital』であり、その語源は『hospice（おもてなし）』です。この語源のように、体内をぐるぐる回って知らないうちに診断して治療をするナノマシンをつくりたいと思っています。これは私1人で行なうのではなく、なるべく若い人たちに興味を持ってもらい、一緒にやっていければいいなあと思っています」

●血流でリスクを読み取る

最適の手術法がわかる

心臓外科手術は現在、かなりレベルが上がってきている。たとえば、心臓の弁《べん》を入れ替えたり、破れた血管を人工血管に置き換えたりするだけでなく、患者さんが手術後、長い間生きていくにはどうすればいいかが課題とされている。

今回話をうかがったのは、京都府立医科大学講師の板谷慶一《いたたにけいいち》先生。外科医であると同時に流体力学研究者であり、流体力学を用いて心疾患の手術形式を最適化する「血流解析」研究のパイオニアだ。さらに、血流解析サービスを提供する㈱カーディオ・フロー・デザインの創設者でもある。

外科医としては、解剖が複雑な成人先天性心疾患の患者さんの手術を、自ら開発した血流解析ツールを駆使して治療を行なっている。

血流解析は血管内の血流を詳細に可視化し、病的な血流が血管内皮《ないひ》や心筋へおよぼす力学的なストレスを定量することで、心臓・血管機能に与える影響をはかる研究である。心筋梗塞、大動脈瘤《だいどうみゃくりゅう》破裂、心不全先天性心疾患などのあらゆる循環器疾患の予後の予測につなげることができる。

「心臓には血液が流れていますから、心臓や血管の形や大きさ、狭さやふくらみだけを見るのではなく、血液の流れを見ることも重要です。ところが、血液の流れは簡単にはとらえられない。

そこで、私は流体力学を採り入れ、スーパーコンピュータやIT技術、画像解析などを使って、血液の流れを解析する技法を開発しました。そして、どのような手術をいつ行なうのが効果的かを判断しています」

その手順は、心臓MRI（磁気共鳴映像法）や心臓超音波などの計測と、CT（コンピュータ断層撮影）にCG（コンピュータ・グラフィックス）を組み合わせて大規模な計算を行なうCFD（コンピュータ流体力学）シミュレーションに分けられる。

たとえば、MRIによって心臓全体を拍動《はくどう》まで追跡して撮影すると、画像は5000〜1万枚にもなる。その画像を重ね合わせてコンピュータで処理し、心臓や血管の全体像を立体化。拍動する動画を画像解析のソフトウエアによって構築すると、医療の専門家でなくとも、どのように血液が流れているかが一目瞭然でわかる。

そして、可視化された血液の流れの情報から、たとえば血管が詰まっている先の血圧が低いことや、血管を傷《いた》めるストレスがどのくらいあるかがわかる。さらに、狭心症で心臓のバイパス手術をする場合など、CGによって、この血管とこの血管をつなぐとどうなるかというシミュレーションまで事前にできるという。

これは、医師が実際に手術を行なう前に、どの手術方法が一番いいかを何回もコンピュータで仮想的に施行できるということだ。特に、解剖が複雑な患者さんのベネフィットも大きい。

「現代の医学は統計を重視しています。たとえば、治療を選択する際に『100例のうち成功例が何%だから、これでいきましょう』というように決めるのですが、血管の配置や血管の狭い部分がどこにあるかなどは、患者さんによって異なります。

ですから、手術後に『もっと違う手術をしておいたほうが良かったのかな……』ということは、医師なら少なからず経験していると思います。これを、すこしでも減らせたらと考えています」

「手遅れ」を防ぐために

板谷先生は、心臓血管病に対してどのような診断ができて、どのような治療が選べるかまでできるようにしたいという。自動車を例に説明しよう。

自動車のエンジンには、熱や摩擦などによるパワーの損失がある。エコカーはこの損失を減らして、パワートレイン（エンジンの動力をタイヤなどに伝える駆動力）を増やすという設計思想を持っている。

人間に置き換えれば、エンジンは心臓だ。血管が狭かったり、弁《べん》から血液が漏《も》れていたりすると、血流が乱れてエネルギーが失われる。その損失を減らして、心臓のパワートレイン（血液が酸素を全身に届ける力）を増やす。このことも考えて手術をするべきというわけだ。

板谷先生は、血流のエネルギー損失の計測方法も発明している。

同じ手術でも、病状が進行していれば患者さんのリスクは上がり、手術を行なう側の難易度も高くなる。もし、心臓の負荷を正確に把握していれば、患者さんに「今のところ、心臓の機能は大丈夫ですが、このままいくとまずいことになりそうです」ということができる。取り返しがつかなくなる前のタイミングで、手術することができるわけだ。

「ある患者さんは、冠動脈《かんどうみやく》のプラーク（粥状《じゆくじよう》に隆起《りゆうき》した沈着物）が1年間で3倍くらいに増え、別な場所にもプラークができていました。おそらくは、しばらくは大丈夫だと思われて、経過観察されたのでしょう。もし、その時に血流を見て、プラークの成長が速いことがわかっていたら、より侵襲の低い治療を選べたかもしれません。逆に、もっとプラークが進行していたら、心臓の機能が低下して手術しても心臓の機能がもとの状態まで回復しなくなる場合もあります。

血液が心臓の弁のところで逆流している患者さんのなかには、弁の逆流と心臓に入ってくる流れが強く衝突して高いエネルギー損失を発生し、心不全の症状を強く訴え

て手術になる人もいれば、弁の逆流と入ってくる流れがうまい具合に渦《うず》をつくってい
て、エネルギーの損失がない人もいます。
後者の方は毎年、健康診断で『心雑音《しんざつおん》あり』とされて精密検査を受けるけれど、概してあまり問題にならない。確かに、この段階では問題ないので、そこで手術をしてしまうと、過剰治療になってしまいます」
血流を見ることは、「手遅れ」だけでなく、過剰治療の防止にも役に立つわけだ。

予測医療と「非死」の時代

血流によって心臓の負荷を診《み》ることを、板谷先生は「予測医療」と呼んでいる。病気が深刻化してから解決するのではなく、その前に手を打つことが大切だという。

血流解析は、受託解析のシミュレーションなら既存の造影剤《ぞうえいざい》が入ったCTのデータがあればできるそうだ。現在はまだ保険適用ではないため、医学研究目的の受託解析であり、1件12万円程度。IT系流体解析のプロに依頼すると300万円くらいかかるそうだから、良心的な価格だと思う。これでやっていけるのかと心配になった。

僕が行なった血流解析

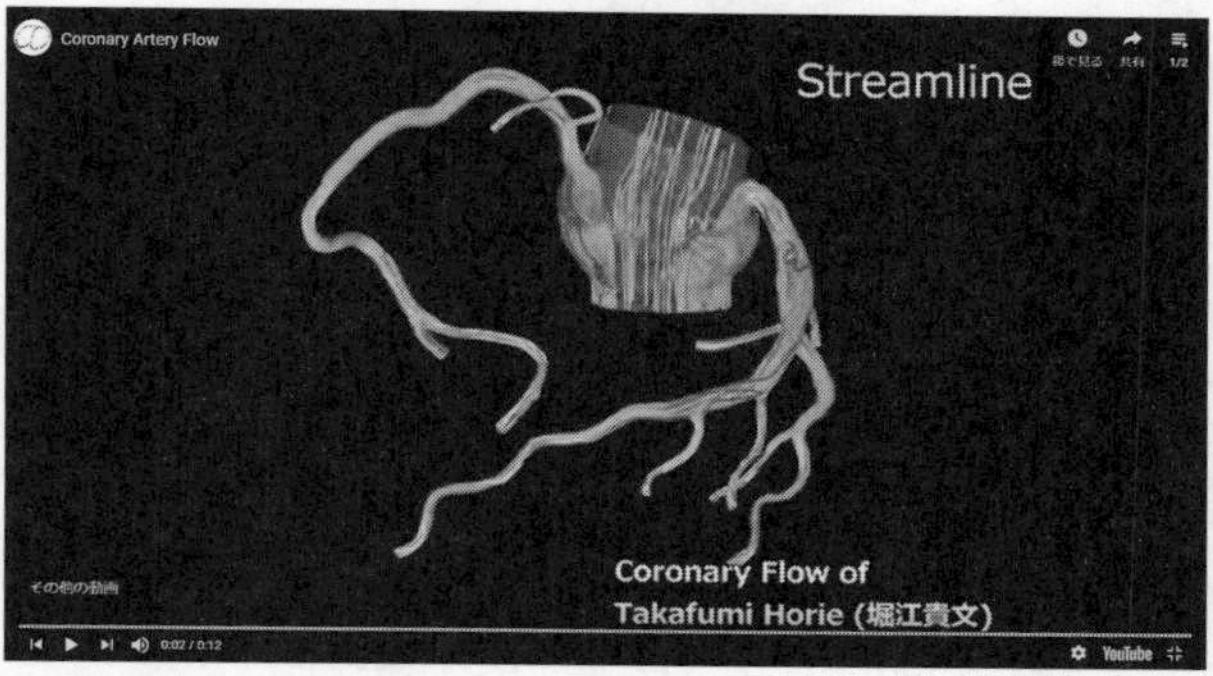

冠動脈《かんどうみゃく》の流線(Streamline)を示している。カーディオ・フロー・デザイン社のサイト(http://cfd.life/ja)で動画を公開中(2020年1月現在)

「エンジンの設計だったら1回で終わりですが、医学研究の場合には、患者さんが次々にいらっしゃって数をこなす必要があります。今は、研究者が良い成果を残すことがもっとも大事だと考えています。たとえば、研究者が30例の解析を得たら、ひとつの論文が書けるくらいの金額でないといけない。すると、1件12万円くらいが限界でしょう」

僕は早速、板谷先生に冠動脈の血流解析をしてもらった(上の写真)。けっこうリアルだ。

最後に、血流解析をどのようにして普及させるのかを板谷先生に聞いてみた。

「普及には、三つのルートがあると考えています。ひとつ目は、医療用の治験を繰り返して保険診療に組み込んでもらうこと。これが王道です。二つ目は、興味や関心がある一般の方々や患者さんを増やして、個人レベルで普及させていくこと。これが大きくなれば、国も認めざるを得なくなるでしょう。三つ目は、私自身がこの技術が求められる難易度の高い手術・治療をして、結果を出す。そして専門家を口説くことです。私個人ができるのは三つ目のルートです」

2019年1月、「衰えない肉体、寿命150歳」という記事に目が留《と》まった（「日本経済新聞」2019年1月3日）。日本の若手研究者約300人に、「人間の寿命は何歳まで延びるか」と尋ねたアンケートの結果だ。

その記事によると、「老いの抑制」「臓器の交換」「脳と機械の融合」が進めば、2050年には不老不死に近づくという。また、「2050年には日本人の死因で最多になる死因は」という問いでは、がん、未知の疾患、老衰《ろうすい》などを抑えて、自殺がトップだった。

現在、技術的には病気や老衰で死ななくなる方向に向かっている。「不死」は無理でも、「非死」の時代が到来するかもしれない。非死の時代には、いかに生き続けるかが課題となる。予防医療や予測医療による「防げる死を防ぐ」という考え方は、ますます重要性が増すだろう。僕は、そう確信している。

切りとり線

★読者のみなさまにお願い

この本をお読みになって、どんな感想をお持ちでしょうか。祥伝社のホームページから書評をお送りいただけたら、ありがたく存じます。今後の企画の参考にさせていただきます。また、次ページの原稿用紙を切り取り、左記まで郵送していただいても結構です。

お寄せいただいた書評は、ご了解のうえ新聞・雑誌などを通じて紹介させていただくこともあります。採用の場合は、特製図書カードを差しあげます。

なお、ご記入いただいたお名前、ご住所、ご連絡先等は、書評紹介の事前了解、謝礼のお届け以外の目的で利用することはありません。また、それらの情報を6カ月を越えて保管することもありません。

〒101-8701（お手紙は郵便番号だけで届きます）
祥伝社　新書編集部
電話03（3265）2310
祥伝社ブックレビュー　www.shodensha.co.jp/bookreview

★本書の購買動機（媒体名、あるいは○をつけてください）

＿＿＿＿新聞の広告を見て	＿＿＿＿誌の広告を見て	＿＿＿＿の書評を見て	＿＿＿＿の Web を見て	書店で見かけて	知人のすすめで

★100字書評……120歳まで生きたいので、最先端医療を取材してみた

名前

住所

年齢

職業

堀江貴文　ほりえ・たかふみ

1972年、福岡県八女市生まれ。実業家。SNS media &consulting 株式会社ファウンダー。現在はインターステラテクノロジズ社を設立し、宇宙ロケット開発やスマホアプリ「TERIYAKI」「755」「マンガ新聞」のプロデュースを手がけるなど幅広く活動を展開。2014年にスタートしたコミュニケーションサロン「堀江貴文イノベーション大学校(HIU)」の会員は約1600人にのぼり、常時新たなプロジェクトが生まれている。2015年に予防医療を普及するための活動を開始し、2016年3月に「予防医療普及協会」の発起人となる。著書は『多動力』(幻冬舎)、『むだ死にしない技術』(マガジンハウス)、『ピロリ菌やばい』(ゴマブックス)、『健康の結論』(KADOKAWA)など多数。

ホリエモンドットコム　http://horiemon.com

120歳《さい》まで生《い》きたいので、
最先端《さいせんたん》医療《いりょう》を取材《しゅざい》してみた

堀江貴文《ほりえたかふみ》／著　予防医療普及協会《よぼういりょうふきゅうきょうかい》／監修

2020年３月10日　初版第１刷発行

発行者……………辻 浩明
発行所……………祥伝社しょうでんしゃ
〒101-8701　東京都千代田区神田神保町3-3
電話　03(3265)2081(販売部)
電話　03(3265)2310(編集部)
電話　03(3265)3622(業務部)
ホームページ　www.shodensha.co.jp

装丁者……………盛川和洋
印刷所……………萩原印刷
製本所……………ナショナル製本

Printed in Japan　ISBN978-4-396-11597-5　C0247

〈祥伝社新書〉
医学・健康の最新情報

314
「酵素」の謎
なぜ病気を防ぎ、寿命を延ばすのか

人間の寿命は、体内酵素の量で決まる。酵素栄養学の第一人者がやさしく説く

医師 **鶴見隆《たか》史《ふみ》**

348
臓器の時間
進み方が寿命を決める

臓器は考える、記憶する、つながる……最先端医学はここまで進んでいる！

慶應義塾大学医学部教授 **伊藤 裕**

572
「超・長寿」の秘密
110歳まで生きるには何が必要か

長寿のカギは遺伝子にある。「遺伝子が使われる」生活とは？

伊藤 裕

307
肥満遺伝子
やせるために知っておくべきこと

太る人、太らない人を分けるものとは？ 肥満の新常識！

順天堂大学大学院教授 **白澤卓二**

319
本当は怖い「糖質制限」

糖尿病治療の権威が警告！ それでも、あなたは実行しますか？

医師 **岡本 卓《たかし》**

〈祥伝社新書〉
大人が楽しむ理系の世界

419
1日1題！ 大人の算数
あなたの知らない植木算、トイレットペーパーの理論など、楽しんで解く52問
埼玉大学名誉教授 岡部恒《つね》治《はる》

318
文系も知って得する理系の法則
生物・地学・化学・物理――自然科学の法則は、こんなにも役に立つ
元・慶應義塾高校教諭 佐《さ》久《く》 協《やすし》

338
大人のための「恐竜学」
恐竜学の発展は日進月歩。最新情報をQ＆A形式で
北海道大学准教授 小林快次 監修
サイエンスライター 土屋 健 著

490
オスとメスはどちらが得か？
生物界で繰《く》り広げられているオスとメスの駆け引き。その戦略に学べ！
静岡大学農学部教授 稲垣栄《ひで》洋《ひろ》

430
科学は、どこまで進化しているか
「宇宙に終わりはあるか？」「火山爆発の予知は可能か？」など、6分野48項目
名古屋大学名誉教授 池内 了《さとる》

〈祥伝社新書〉
教育・受験

495
なぜ、東大生の3人に1人が公文式なのか？
世界でもっとも有名な学習教室の強さの秘密と意外な弱点とは？
育児・教育ジャーナリスト
おおたとしまさ

360
なぜ受験勉強は人生に役立つのか
教育学者と中学受験のプロによる白熱の対論。頭のいい子の育て方ほか
明治大学教授
齋藤　孝
家庭教師
西村則康《のりやす》

433
なぜ、中高一貫校で子どもは伸びるのか
開成学園の実践例を織り交ぜながら、勉強法、進路選択、親の役割などを言及
開成中学校・高校校長 東京大学名誉教授
柳沢幸雄

452
わが子を医学部に入れる
医学部志願者、急増中！「どうすれば医学部に入れるか」を指南する
桜美林大学北東アジア総研 客員研究員
小林公夫

362
京都から大学を変える
世界で戦うための京都大学の改革と挑戦。そこから見えてくる日本の課題とは
京都大学第25代総長
松本　紘《ひろし》